JN292361

北里大学農医連携学術叢書 第1号

現代社会における食・環境・健康

陽 捷行 編著

養賢堂

目　　次

［現代社会における食・環境・健康」の発刊にあたって･･････････ⅲ
第1章　農・環境・医療の連携の必要性 ･･････････････････････ 1
第2章　千葉大学環境健康フィールド科学センターの設立理念と実践
　　　　活動−大学における新たな教育研究・社会貢献方法論の構築を目指して−････17
第3章　医学から農医連携を考える ･･････････････････････････51
第4章　食農と環境を考える ････････････････････････････････85
第5章　東洋医学と園芸療法の融合 ･･････････････････････････95
第6章　人間の健康と機能性食品 ･･･････････････････････････127
総合討論とアンケート ････････････････････････････････････145
著者略歴 ･･151

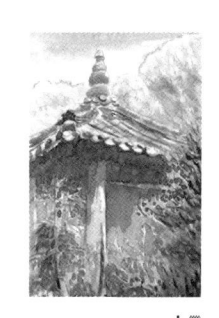

『現代社会における食・環境・健康』
の発刊にあたって

柴 忠義

北里大学学長

　大学では折に触れて語っていることですが，北里柴三郎博士は門下生らと研究の研鑽を図りコミュニケーションを深めるため，月に一度集会を開きました．しかし仕事の都合で参加できない多くの同窓生達からその記録の刊行を熱望され，1895年に「細菌学雑誌」として発刊しています．英国の世界的な科学雑誌「ネイチャー」の創刊（1869年）から26年後のことです．科学の発展に知の共有は不可欠と考えた博士の思いを本学は今に受け継ぎ，その一つとして今般『現代社会における食・環境・健康』を発刊する運びとなりました．北里博士といえばわが国近代医学の祖として，また世界的な細菌学者として有名ですが，情報発信の大切さにいち早く気づき，今でいうベンチャー企業の設立にも尽力するなど，その活動は多岐にわたります．博士のほかにも多面的に思考し多角的に行動した人は数多くいますが，今思い浮かぶ人物3名を以下に挙げてみました．

　北里大学獣医畜産学部が青森県十和田市に創設されて今年（2006年）で40周年を迎えます．当地は「願わくはわれ太平洋の橋とならん」という言葉で有

名な新渡戸稲造博士のゆかりの地でもあります．博士は1862年に盛岡に生まれていますが，祖父の新渡戸傳（ツトウ）は三本木原野（十和田市）の新田開発に多大の功績を挙げた人物で，十和田湖から流れ出る奥入瀬川から全長11キロもの穴堰・陸堰を掘る難工事を4年かけて完成させています．この影響からか博士は開墾事業への関心を抱き，札幌農学校に進学しています．また，教育者，農学者，知的国際人，宗教家などの多彩な顔を持ち，とくに農学への情熱は北里大学学長室通信「情報：農と環境と医療」（4号・12号）の中でも紹介しています．

　北里大学水産学部は岩手県大船渡市にありますが，その北西に位置する花巻市は今年2006年に生誕110年を迎えた宮沢賢治の故郷としても有名です．賢治は，花巻農学校で教師を務めたのち，農耕生活を送りながら地域の青年たちに農業や芸術を説きました．童話創作のほか，地質学，天文学，生物学などの多彩な研究活動でも知られています．地質学者としての訓練を受けた賢治はフィールドワークの達人であり，彼の文学の出発点は，生物や鉱物を細かく観察して自然の変化を敏感に感じとり，湧き起こる様々な感情や想念とその交感を微細に記録するという方法にあります．賢治は，生き物は皆兄弟であり，生き物全体の幸せを求めなければ，個人の本当の幸福はないと考えました．

　日本近代史における先駆的なエコロジストは誰かを突き詰めると，南方熊楠という人物に出遭いました．幼少の頃から驚異的な記憶力で神童と謳われ，博覧強記という言葉はこの人のためにあると思うほどです．若くして渡航した熊楠は，1892年に当時生物学と民俗学のメッカだったロンドン（大英博物館）に落ち着き，そこで世界一流の学者を相手に丁々発止と論争を展開しました．その英文論考63篇は「ネイチャー」誌上に掲載されています．1900年に14年間の外国滞在から帰国した熊楠は，その後，那智の森に3年間入り浸り，膨大な数の粘菌や隠花植物などを採集しては顕微鏡をのぞいて研究に没頭しました．そして微細なものを観察しながら生命の不思議に迫り，森羅万象が全て因果律で動き，互いに関連し合いながら存在していることを確信しました．

20世紀の科学技術は，農学においては人びとを飢えから救い，飽食の世界を導き出そうとしています．一方医学においては，病気を克服し疫病から人類を解放させつつあります．

　しかしながら，これらの科学技術は人々を専門だけの迷路に追い込み，生きていない専門用語のみを駆使する知と知の分離現象を生じさせたのです．

　このようにみてくると，一見異分野と思える専門を多面的に持ち，これらを紡ぎ合わせることによって独創性に富んだ価値の高い成果を達成した上述の3名の偉人たちは，持続的発展が期待される21世紀社会には特に必要とされる人物像と考えます．本学が先駆的に取り組んでいる「農・環境・医療の連携」には，かかる人材育成の視点を積極的かつ網羅的に取り込んでいることも，ご理解いただければ幸いです．そしてこの新たな挑戦が教育・研究面で一層の飛躍を遂げられるよう，今後ともご指導，ご協力のほど宜しくお願い申し上げます．

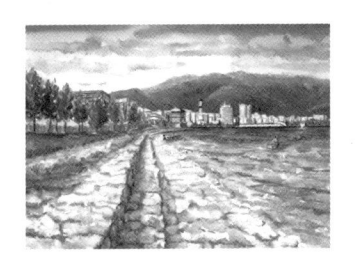

第1章 農・環境・医療の連携の必要性

陽　捷行

北里大学教授

はじめに

　大量生産と経済効率をめざした農業は，農地に化学肥料，農薬および化学資材を加え，集約的なシステムへと変わった．その結果，増加しつつある人口に多くの食料を提供することができた．一方，大量生産のために投与された膨大な資源とエネルギーは，重金属汚染にみられる点的な，あるいは窒素やリンによる河川や湖沼の富栄養化にみられる面的な，またメタンや亜酸化窒素による温暖化にみられる空間的な環境問題を起こした．さらに最近では，ダイオキシンのような世代という時間を超えた環境問題を生じせしめ，人間の健康と地球の環境に多くの問題点をもたらした．

　医学においては，微生物学，免疫学，臨床医学，薬学などが発展するなかで，栄養学の進歩とともに多くの人びとが病気を克服することができ，さらには健康の増進に励むことができた．一方，そのために発明・発見された様々な化学物質による，たとえばサリドマイドに代表される薬原病などの問題が浮上し，臨床医学をさらに進化させることへの洞察が生まれた．さらには，生態知の一つとも考えられる「人の癒し」などについても未解決な問題が残され

ている.

　21世紀の予防医学が掲げる目標には，リスク評価・管理・コミュニケーション，疾病の発生予防，健康の質の増進などの課題がある．これらの医学分野における課題と，農学がどのように連携できるかという現代的な問題の解決に取り組むことは，社会の要請に応えるうえできわめて重要である．

　20世紀の技術知が生んだ結果は，われわれが生きていく21世紀の世界に，農医連携の科学や教育が必要不可欠であることを示唆している．病気の予防，健康の増進，安全な食品，環境を保全する農業，癒しの農などのために，すなわち21世紀に生きる人びとが心身ともに幸せになるために，農医連携の科学や教育の必要性は強調されてもされ過ぎることはないであろう．医食同源という言葉があるにもかかわらず，これまで農医連携の科学や教育がそれほど強調されなかったように思われる．

　今の世の中の大きな問題の一つに「分離の病」がある．人と人の絆がり，生徒と先生の絆がり，土や自然とヒトの係がり，事実と事実の縛がり，文化や歴史と現在の維がりなど，枚挙に暇がない．

　これらを整理すると分離の病は四つある．「知と知の分離」，すなわち専門主義への没頭，専門用語の迷宮，生きていない言葉の使用などが挙げられる．「知と行の分離」，すなわち理論を構築する人と実践を担う人との分離，バーチャルと現実の分離などがある．「知と情の分離」，すなわち客観主義への徹底，知と現実との極端な分離がある．「過去知と現在知の分離」，すなわち文化の継承や歴史から学ぶ時間軸の分離，不易流行とか温故知新などの言葉でも表現できる．このような「分離の病」は，農と医の間にも存在するであろう．分離の病を克服するためにも，俯瞰的で総合的な視点に立った農医連携の研究や教育の必要性が強調されなければならない．このことは，われわれが生きる21世紀の大きな課題の一つでもある．

　著名なフランスのノーベル生理学・医学賞受賞者，アレキシス・カレルは，1912年に「人間−この未知なるもの」と題する本の中で警告している[1]．この言葉は「農医連携」の原点になるであろう．

「土壌が人間生活全般の基礎なのであるから，私たちが近代的農業経済学のやり方によって崩壊させてきた土壌に再び調和をもたらす以外に，健康な世界がやってくる見込みはない．生き物はすべて土壌の肥沃度（地力）に応じて健康か不健康になる」．

すべての食物は，直接的であれ間接的であれ，土壌から生じてくるからである．

1．世界の動向

「農医連携」という言葉は，生命科学全般を思考する北里大学で新しく使用し始めたものである．それに相当する英語の概念として，たとえばAgromedicineがある．1988年に設立されたThe North American Agromedicine Consortium（NAAC）は，Journal of Agromedecineという雑誌とニュースレターを刊行している[2]．この雑誌の話題は，農業者の保健と安全性，人獣共通伝染病と緊急病気，食料の安全性，衛生教育，公衆衛生にある．また，1999年にNational Institute for Occupational Saftey and Healthによって設立されたThe Southern Coastal Agromedicine Centerがある[3]．これは，農林水産業者の安全や健康に主体がおかれた研究所である．また，The North Carolina Agromedicine Instituteが1999年に設立されている．これは，ノースカロライナ州立大学，東カロライナ大学などと正式に提携している研究所である[4]．

このように，農と医を連携しようとする世界の潮流はアメリカの各地にみられる．ここでは，「農医連携」に関わる現在の国際的な動向の例をいくらか示し，その潮流を追ってみる．

1）国際窒素戦略：INI（International Nitrogen Initiative）

対流圏に存在する78％の窒素が，ハーバー・ボッシュ法により固定され始めて100年の歳月が経過した．今では，年間270 Tg（$Tg = 10^{12} g$）の窒素（N）が地球上に固定されている．この窒素の荷電は，プラス5からマイナス3価に変化する．その結果，地下水の硝酸汚染，富栄養化，オゾン層破壊，温暖化，

ブルーベビー，硝酸汚染作物・動物，人体への健康影響など，地球環境と人間環境にきわめて大きな影響を与え始めた．過剰窒素による食の基である大地や海洋の環境汚染を解明し，植物・動物における窒素の動態を把握し，過剰窒素が人間の健康に及ぼす影響を解明すると共に，早急にその対策を確立しなければならない．過剰窒素による食，環境および医に関わる世代を超えた研究が必要になる．そのため，国際的および学際的な研究を提唱することを目的に INI が設立された[5]．

2) ニュートリゲノミクス：NuGO (Nutrigenomics Organisation)

融合分野の研究がいまほど必要とされている時はない．ニュートリノゲノミクスとよばれるものもその一つである．健康と半健康と病気を食から評価・判断するもので，農林水産業から生産されるあらゆる食料を基盤に，ゲノム科学，ポストゲノム，コンピュータ科学，病疫学，病理学，農学，海洋学，環境科学，分析化学，生命科学が連携しこれに当たる．農学を基盤とし，医学につながる融合科学である．

ニュートリゲノミクスは食品成分の摂取に伴って起こる，mRNA やタンパク質の発現量の変動を網羅的に解析する手法で，分子栄養学の研究によって蓄積されてきた栄養素のシグナル伝達機構の仮説を検証するための強力なツールとなるものである．さらに，これまで未知であった鍵因子を効率良く探索して，新たな原理の発見にも寄与するものと注目されている[6]．

3) 残留性有機汚染物質：POPs (Presistent Organic Pollutants)

残留性有機汚染物質（POPs：Persistent Organic Pollutants）と略称される物質で，ヒトや環境への毒性が強く，環境中で分解しがたく，そのうえ生物に濃縮される．これらの物質は大気・土・水・生物を介して移動し，環境とそこで生産される食品を汚染する．現在，動植物に有害か無害かわからない化学物質が毎日生産され，生活の中に登場している．今ではこのような化学物質が約12万種も流通しているといわれる．食と健康をつなぐうえで注目されるべき重要な物質である．これらは，食と環境と健康の観点から融合研究が

期待されている分野である．なお現在，POPs条約の対象になっている有害化学物質は次の12種である[7]．アルドリン（殺虫剤），ディルドリン（殺虫剤），エンドリン（殺虫剤），クロルデン（殺虫剤），ヘプタクロル（殺虫剤），トキサフェン（殺虫剤），マイレックス（防火剤），ヘキサクロロベンゼン（殺虫剤），PCB（ポリ塩化ビフェニル，絶縁油，熱媒体），DDT（殺虫剤），ダイオキシン類およびフラン類．

4）コーデックス：Codex（Codex Alimentarius）

FAO/WHO（FAO：Food and Agriculture Organization，国連食糧農業機関，WHO：World Health Organization，世界保健機関）の合同食品規格委員会（Codex）は，消費者の健康の保護，食品の公正な貿易の確保などを目的として1962年に設立された国際的な政府間機関で，国際食品規格の作成などを行っている．委員会は173の加盟国で構成されている．たとえば，特別部会の「バイオテクノロジー応用食品（日本担当）」では，遺伝子組換え動物由来食品の消費によるヒトの健康への潜在的リスク，栄養または健康に資する組換えDNA植物由来食品，遺伝子組換え食品の混入，医薬品成分または生理活性物質を含む組換え植物由来食品などの課題があり，まさに農と環境と医が密接に関わりあっている場面である．一般問題部会と個別食品部会では，食品添加物および汚染物質，食品衛生，残留農薬，食品残留物用医薬品，乳および乳製品，加工果実および野菜，魚類および水産製品などの委員会があり，農と環境と医の絶対的な連携が課題の中心になっている．もちろん，カドミウムなど重金属の食品規格（基準値）もここで検討されている[8]．

5）地球環境変動と人間の健康：GECAHH（Global Environmental Change and Human Health）

IGBP（International Geosphere-Biosphere Programme：地球圏-生物圏国際共同研究計画）の組織のなかに，ESSP（Earth System Science Partnership：地球システム科学パートナーシップ）がある．ESSPの活動の一つに共同プロジェクトがある．そのプロジェクトの一つに，GECAHH（Global Environmental Change and Human Health：地球環境変動と人間の健康）がある．その内容のうち使命を以下に紹介し，農と環境と医療の連携の必要性を強調したい．詳しくは，北里大学学長室通信[9]を参照されたい．なお，この資料は北里大学のホームページにも掲載されている[10]．

> 使命：人類の活動は，ますます生態系の構造と機能に影響を及ぼしている．言い換えれば，これらの変動は，病原菌，病原菌媒介生物，貯水池，人間集団などの伝染病サイクルにかかわる全体の連鎖要因に影響を及ぼしうる．その結果，見かけ上は関係ないと思われる人間の活動は，伝染性であろうがなかろうが，人間の病気に重大な影響をもたらしうる．
> 　科学者集団は，地球規模の変動（気候変動，土地・海洋利用変動，生物多様性の消失と変動，地球的規模の社会経済的な変動）と人間の健康の間にある多様で複雑な連鎖を，よく理解しなければならない点については認識している．しかし，この話題がきわめて重要であるという視点からの体系的な研究は，まだ試みられていない．また，国際的な研究共同体を構築しようとする持続的な試みもなかった．

6）鳥インフルエンザ：AIV（Avian Influenza Virus）

　自然界への人間の介入は，これまで生態系にいくつもの大きな変動をもたらした．生態系がこの変動を容易に復元できる範囲である時，その介入は許された．われわれはどうやらその範囲をとっくの昔に超えてしまった．

　これまで自然界において，AIVは水禽類やシギやチドリの間で保存されてきた．しかし，われわれが良しとして創出した国際商取引，新たな文化，養鶏の産業化などによって，ウイルスの生態系，分布域，宿主範囲および病原性などが大きく変化した．ペット野鳥の国際流通，水禽類農場，屋外飼育農場，生鳥の流通販売，愛玩鶏・闘鶏の流通，養鶏場の大規模化などが，その例である．

これほど「農と環境と医療」の連携が必要な今日的課題はない．WHO によると，鳥インフルエンザ（H5N1）のヒトへの感染確定症例数および死亡例数は2006年7月20日現在，それぞれ230人および133人で，すでに10カ国に及ぶ．

生態系は，大きな生命の交響楽団なのである．無数の生き物が様々な環境の中で作り上げている生態系のもつ秩序（むしろ調和というのが正しい）は，目をこらしてみても見えない無数の環境資源と生物の相互が依存しているネットワークといえる．生態系に生きる生物とこのネットワークそのものは，調和が崩れても，自動的に調和が取り戻されるように仕組まれている．だから，自然世界の調和は，永遠に終わることのないハーモニーを奏で続けることができるのである．その永遠とは，期限付きの永遠なのか？ 鳥インフルエンザの問題は，われわれに悲壮な現実を突きつけている[11]．

2．国内の動向

1）千葉大学：環境健康フィールド科学センター

平成15（2003）年4月に千葉大学に開設された環境健康フィールド科学センターは，環境と人間との関係を東洋医学の観点と共生の概念から見直し，「総合性の重視」，「治療より支援・介護」および「心身一如」の思想に基づいて農医連携を打ち出したわが国最初の例である．ここでは，人間科学，生命科学および環境園芸学の総合的な連携と幅広い実践的共同研究を目標にしている．すなわち，人間に軸足を置いた分野（医学，薬学，教育学，看護学，環境デザイン工学，社会学，心理学など）と，植物に軸足を置いた分野（園芸学，緑地植物学，薬草栽培学，植物工学など）の教育研究者が，「人間と環境植物・生産植物との共生」という共通軸と共通理解を基盤として，環境健康科学と都市環境園芸学を融合発展させた「環境健康フィールド科学」を創設し，これに適する人材を養成することが目標である．詳細は，この本の「第2章：千葉大学環境健康フィールド科学センターの理念と実践」と，北里大学学長室通信[12]を参照されたい．

2）島根大学：健康長寿社会を創出するための医工農連携プロジェクト

農医連携を目指している北里大学とは異なり，島根大学は「医工農連携」というさらに融合した研究を目指している．医工農が連携して，健康長寿社会の構築を目指した「健康長寿社会を創出するための医工農連携プロジェクト－新たな人体解析システムの確立と地域に根ざした機能性食品の開発－」がそれである．すでに，報告書が刊行されている．内容は次の5項目に分類されている．

(1) 健康成分としての非タンパク質性のアミノ酸の一種であるγ・アミノ酪酸について．
(2) 西条柿，朝鮮人参，ヒノキの機能性成分の分析ならびに健康への貢献．
(3) ヒトおよびマウス胎児・新生児期における組織形成機構の数理解析．
(4) 生体機能の発現・動作・発達機構の解明および生体適合材料の開発と加工に関する研究．
(5) 健康食品の機能性評価システムの構築．

詳細は，北里大学学長室通信を参照されたい[13]．

3）日本学術会議：7部制から3部制への移行

学術会議は，2005年に従来の7部制から3部制へと移行した．これまで，文学，法学，経済学，理学，工学，農学，医学の7部制に分かれていたが，第20期では，従来の7部制（人文科学部門3部，自然科学部門4部）から，人文科学，生命科学，理学および工学の3部制に移行したほか，所轄も総務大臣から内閣総理大臣に変わるなど新制度により運営されている[14~16]．

また，これまで日本学術会議は各学会の組織を基盤とし，各学会関係の研究連絡委員会と学術会議の活動で支えられてきた．今後はこのような領域別の活動が希薄になり，分野横断的な課題別活動が中心になると考えられる．

学術会議のこれまでの領域，「理学」と「農学」と「医学」が新しい「生命系」に変革する姿は，「農業と環境と医療」を連携させようとする北里大学の思い

とも類似するところがある．知と知の分離を克服することの重要性は，強調されてもされ過ぎることはないが，果たして，この3部制が全てを解決するものでもないであろう．というのも農学にしろ医学にしろ，人文系と理工系の成果と思考を抜きにしては，成立しないからである．

このことは，これまでの学会活動，科学研究費の分配，各分野の研究動向に少なからぬ影響を及ぼすと考えられる．たとえば，20期からの学術会議は，課題中心に委員会を組織し，社会のための学術を全面に出す方向にある．農と医の融合は社会のための学術そのものであろう．

詳細は，「学術の動向：2005.11，(財)日本学術協力財団(2005)」，「情報：農と環境と医療9号の3-4p」および「日本学術会議のホームページ：http://www.scj.go.jp/index.html」
を参照されたい．

4) 動物介在活動と動物介在療法：AAA (Animal‐Assisted Therapy)，AAT (Animal‐Assisted Activities)

コンパニオン(伴侶)としての動物の重要性が強調されている．「子どもの発達への影響」，「高齢者に対する影響」，「人間への生理学的効果」，「セラピーにおけるペットの役割」などがそれである．

セラピーの現場で動物を用いていた専門家たちは，1980年代からアニマル・アシステッド・アクティビティ(AAA：動物介在活動)とアニマル・アシステッド・セラピー(AAT：動物介在療法)とを区別し始めた．前者は，対象者の生活の質の向上を求め，動機付けを高め，教育的，娯楽的，治療上の恩恵を与えていくものである．後者は，明確な目的に向かって行う治療で，動物はそのプロセスに統合された大切な部分である．セラピーを監督・指導するのは，医療の専門家である．これらは，農獣医と医の連携によって成立する．

この分野では，人と動物に関わる国際協会がある．アイアハイオ(IAHAIO：International Association of Human‐Animal Interaction Organizations；「人と動物との相互作用関係団体の国際協会」)とよばれる．日本では，

社団法人日本動物病院福祉協会（JAHA : Japanese Animal Hospital Association）がHAB（Human Animal Bond : 動物愛護）思想の普及啓発に努めている．とくにCAPP（Companion Animal Partnership Program）活動が国際的に評価され，JAHAは1994年に日本の代表として加盟が承認された．

これらに関する詳細は，北里大学学長室通信を参照されたい[17]．

5) 平成18年版食料・農業・農村白書

上記の冊子[18]には，新たに農と医療の問題が取り上げられている．たとえば，「食と健康・医療とのかかわり」では食生活のあり方が，健康の保持や今日的な医療との問題と結び付けられている．また，「都市と農村の共生・対流の取組」では，千葉大学環境健康都市園芸フィールド科学センターを例に，「園芸・植物」の効用を活かした環境健康社会の形成に着目した新たな取組が紹介されている．さらに，保健機能食品としての「健康食品」の必要性，「食育」を目標とした教育，医療，保健，農業などの関係者の連携の強化の必要性が強調されている．

いずれも，それらの問題を解決するためには，農と医の連携が不可欠である．このように，農と医の連携の必要性が様々な場面で育まれつつある．

6) 早稲田大学：先端技術・健康医療融合研究機構（ASMeW）

早稲田大学では，スーパーCOEとして「先端科学と健康医療の融合拠点の形成」が推し進められている．これは，先端科学と健康医療の融合を目指す医工連携プロジェクトである．生命医療工学（BME）とスーパーオープンラボ（Super Open Laboratory）という二つの組織が核になった機関である．先端技術・健康医療融合機構（Consolidated Research Institute for Advanced Science and Medical Care, Waseda University）と称している．

大学内外の研究交流の窓口として機能する組織が，「BME（Biomedical Engineering : 生命医療工学）インスティテュート」である．この大学では予防医学，健康医学，さらに福祉までも含めた医療をサポートする様々な技術開発に向けた研究が行われている．これらの技術・研究を融合するため，ま

た，これまでの研究単位や研究対象を学外の研究機関と連携・拡大するために，この BME を活用するのである．まさに，新しい医工連携を構築しようとしている[19]．

3．農と医の類似性

農と医はかつて同根であった．さらに現在でも類似した道を歩いている．その類似性を歴史的に追ってみよう[20,21]．

第一は，人類が儀式を知ったことである．これは墓所の遺跡から推定される．これによって，人びとに共同を必要とする「衛生」という医学作業の可能性が生まれた．農の場合，古神道に見られるような雨風などの災害を避けるための祈願の儀式に，医と共通項がある．

第二は，文明の誕生である．農の発展が文明を起こし，文明の進展が農をさらに発達させる関係にあった．

第三は，「ヒポクラテス医学」として長く人類の財産になる概念が生まれたことである．これは病気は神秘的な出来事でなく，経験と合理の方法で接近できる自然の過程だという概念である．穀類の中で，とくに古い歴史をもつコムギ・オオムギが自生から栽培によって合理的に生産できることを知ったのは，医の概念と共通する．

第四は，紀元前6～7世紀の間に，儒教と道教，仏教とヒンズー教，キリスト教とイスラム教など，人間の魂の解放を目指した哲学・宗教が誕生したことである．それらが物質面・精神面で医学に与えた影響は計り知れない．農業ではその頃，地中海農耕文化，サバンナ農耕文化，根栽農耕文化，新大陸農耕文化，稲作文化が誕生し，農学に様々な影響を与えた．

第五は，西欧ルネッサンスである．外科と解剖学が発達した．「生きた」生理学と解剖学が始まった．「病院医学」が開花した．ヨーロッパの農業では，三圃式や輪栽式農業が開発された．

第六は，働く人びとの病気に医師たちの目が向かったことである．産業革命は，資本制下の労働者の生活・健康を悪化させ，公衆衛生学，社会衛生学の緊急な発展を促した．産業革命で増えた都市労働力のための食糧は，輪作

農業が支えた．ノーフォーク式農法がフランスとドイツに広がっていった．

第七は，19世紀後半以降の研究室医学の発達である．ミュラーの門下に，病理学者のウィルヒョウや，生理学者のヘルムホルツの姿が見える．「疫病」の病因と予防に焦点が向けられた．コッホや北里柴三郎らが病原微生物学，化学療法，免疫学という新しい分野を確立していった．生化学が分子生物学と合体し，生命過程に迫る有力な武器になった．農業では化学肥料や農薬の製造が始まり，農業生産は著しく高まった．さらに，分子生物学が旺盛になり，遺伝子組換え作物が造られた．

第八は，農学には代替農業，医学には代替医療があることである．代替農業とは，化学肥料や農薬を中心とした集約的な農業生産に対して，これを代替・補完する農法である．代替医療とは西洋医学を中心とした近代医療に対して，それを代替・補完する医療である．いずれも生命科学としての特徴が現れている．

第九は，21世紀に入って医学はヒトゲノムの塩基配列を解読する全作業を終了し，時を同じくして農学はイネゲノムの塩基配列を解読する全作業を終了したことである．

農学と医学がゲノム解読を果たした後に，これらの学問が果たす役割は何か？それは，農と環境と医の連携を抜きにしてはありえない．ともに生命科学という同じ道を歩いてきた兄弟ではないか．

4．農と医の共生（順不同）

上述したように，農と医は生命科学として同根であるとともに，歴史的にも類似した道を歩んできた．また「分離の病」にある現代の姿を見るにつけても，農と医の共生はきわめて重要である．農と医が共生できる場を以下にいくつか列挙した．

<u>生理思想</u>：生理学と病理学の個別（器官・系統）かつ解析本位の研究に反省が生まれ，全体・総合に目を向ける風潮が芽生えてきた．アメリカの神経学者・生理学者のキャノンが提案したホメオスタシス（生理的恒常性の維持）の概念はその一つの例である．感染生物学者ルネ・デュボスは，自然治癒力は

ホメオスタシスより複雑で，かつ強力だと主張した．これらの概念は，これまでの医のみでは健康の維持は成立せず，環境や農などとの連携が必要であることを示唆する．

　内分泌学の進歩：ホルモンが体内機能を調節している．ここから，内なる生理要素としてのホルモンの分離・応用が始まった．いわば，体が持つ本来の「治癒過程」の抽出物がホルモンといえる．農が生産する食物に含まれるホルモンの活用は，農医連携の重要な場面であろう．

　栄養とビタミン：古くは，日本人の脚気と米ヌカの関係がある．米ヌカの有効成分（エイクマン）はビタミンBであった．農産物には数多くのビタミンが含まれている．健全な食物からビタミンを摂取し，健全な肉体を維持することは，まさに農医連携の基本である．

　感染と人間：すでに，鳥インフルエンザウイルスのヒトへの感染のことは述べた．農医連携がきわめて重要な分野である．とくに最近では，「日和見感染」という形で，常在菌までも人体にそむき始めた．どんな薬剤を開発しても，細菌はたちどころに耐性株を作って対応する．細菌の逆襲にどう立ち向かうか．共生の新たな様式の手探りは始まったばかりである．北里大学では，ロドコッカス・エクイ感染症の研究を先駆けている[22]．

　生化学と分子生物学：ヒトゲノムとイネゲノムとトリゲノムが解読された．このことにより今後，ヒト，イネ，トリに関わる研究が進化していくことであろう．実用に至ってはいないが，すでに組換え体によるスギ花粉症を予防するペプチド含有イネが開発された．農と医の連携は着実に進みつつある．

　環境汚染：これまで農と環境と医の連携が古くから叫ばれ続けてきた分野である．重金属の環境汚染は，農作物の汚染につながり，その農作物を食したヒトは重金属の障害に苦しむ．過去のカドミウムによるイタイイタイ病や有機水銀による水俣病がよい例である．カーソンの「沈黙の春」，有吉佐和子の「複合汚染」，コルボーンらの「奪われし未来」などに，その例が示されている．

　薬用植物：北里大学薬学部附属薬用植物園が地元農業者から借用し，薬用植物やハーブ類を栽培している北里サテライトガーデンなどの活用は，共生

の現実的な実践ととらえることができる．薬用植物やハーブ類の栽培と利用，入院患者と薬草園との交流など農業現場と医療の連携は，癒しの立場からも今後ますますその必要性が増してくるであろう．市民のための医療関係団体との交流，入院患者と薬草園などは農医連携の典型の一つであろう[23]．

環境保全型農業生産物の活用：北里大学の「八雲牧場」では，自給飼料100%の安全で安心な牛肉の生産にチャレンジし，これを実践している．この牛肉を「北里八雲牛」の名称で商標登録を取得し，北里大学病院の患者用給食材料として利用している．この例は，同一大学の中で安全と安心をベースにした農医連携を確立したものである．土壌-草地-牛肉生産-流通-健全食品-患者の栄養・健康のシステムをさらに展開させる貴重な例である[24]．

機能性食品：食品のもつ潜在的な保健的機能性に着目し，農学と医学を連携させる研究は，将来性のある重要かつ緊急なものの一つであろう．とくに北里大学で続けられている「食肉タンパク質由来の抗ストレス・抗疲労ペプチド」の研究が，農医連携のプロジェクトとして発展できれば，疾病予防食や治療食としての評価が可能であり，製品開発の事業にも繋がって行く[25]．

動物介在療法など：すでに動物介在活動と動物介在療法のところで述べたが，動物とのふれあいを含めた動物と医療のかかわりが期待される[17]．

PET診断：悪性腫瘍の診断ばかりでなく，他にも様々な応用が考えられるPET診断は，今後大いに期待される．獣医療でPET診断が行われるようになれば，心筋のバイアビリティ評価が正確に行われ，手術の成功率が向上する．この技術は医師と獣医師の協力で，さらなる技術向上が期待できる[26]．

その他：たとえば北里環境科学センター[27]のような，農・環境・医療のいずれにも活用できる分析技術を有するセンターとの連携がますます必要になる．

おわりに

「道：Tao」の哲学者，すなわち老子のものとされている古代中国の聖典「道徳経」の第十一章に次の文章がある．

「三十本の輻（や）が車輪の中心に集まる．その何もない空間から車輪のは

たらきが生まれる．粘土をこねて容器ができる．その何もない空間から容器のはたらきが生まれる．ドアや窓は部屋をつくるために作られる．その何もない空間から部屋のはたらきが生まれる．これ故に，一つ一つのものとして，これらは有益な材料となる．何もないものとして作られることによって，それらは有用になるもののもとになる．」

これは，多様性を統一させるための根本的な原理を示している．別の表現をすれば，農と環境と医療，あるいは食と土・水と健康を連携させていくための神髄を語っているともとることができる．粘土の固まりや窓やドアは特殊性あるいは個別性を示している．そして，車輪，容器，部屋は多様性の統合を示している．たとえば，今回のそれぞれの執筆者の内容は，粘土や窓に相当する．まだ，車輪や容器や部屋はできていない．

突然，「農医連携」という部屋はできないのである．多くの方々の関心や協力や援助や努力によって，長い時間を経て，初めて「農医連携」の部屋ができていくものと考えている．今回のシンポジウムは，将来できるであろう部屋のドアとも考えられる．多くの方々がこのドアから入って，自由に「農医連携」の部屋を創作していただければよいと考えている．

今回のシンポジウムが，新たな「農医連携」の研究や教育の発信源となれば，これに勝る喜びはない．慎ましやかでも，「農医連携」の部屋ができることを期待したい．

引用資料

1) アレキシス・カレル著，渡部昇一訳・解説：人間－この未知なるもの，三笠書房（1992）
2) http://www.haworthpress.com/web/JA/
3) http://www.ncagromedicine.org/scac.htm
4) http://www.tox.ncsu.edu/extension/agromedicine.htm
5) http://www.initrogen.org/
6) http://www.ifr.bbsrc.ac.uk/Science/ScienceBriefs/nugo.html
7) http://www.pops.int/

8) http://www.codexalimentarius.net/web/index_en.jsp
    http://www.n-shouei.jp/codex/
 9) 北里大学学長室通信：情報，農と環境と医療 2, 3-4 (2005)
10) http://www.kitasato-u.ac.jp/
11) 北里大学学長室通信：情報，農と環境と医療 8, 2-11 (2005), 10, 2-7 (2006)
12) 北里大学学長室通信：情報，農と環境と医療 1, 10-12, 2, 4-5 (2005)
13) 北里大学学長室通信：情報，農と環境と医療 8, 18-19 (2005)
14) 日本学術会議第20期始動：学術の動向, 11, 7-30 (2005)
15) 北里大学学長室通信：情報，農と環境と医療 9, 3-4 (2006)
16) http://www.scj.go.jp/index/html
17) 北里大学学長室通信：情報，農と環境と医療 5, 8-15 (2005)
18) 平成18年版食料・農業・農村白書：農林水産省 (2006)
19) 北里大学学長室通信：情報，農と環境と医療 11, 6-7 (2006)
20) 梶田 昭：医学の歴史，講談社学術文庫 (2003)
21) 陽 捷行・西尾敏彦：農業が歩んできた道，農文協 (2001)
22) 北里大学学長室通信：情報，農と環境と医療 4, 1-4 (2005)
23) 北里大学学長室通信：情報，農と環境と医療 3, 1, 8, 1-2 (2005)
24) 北里大学学長室通信：情報，農と環境と医療 4, 9-17 (2005)
25) 北里大学学長室通信：情報，農と環境と医療 4, 5-7 (2005)
26) 北里大学学長室通信：情報，農と環境と医療 6, 7-10 (2005)
27) 北里大学学長室通信：情報，農と環境と医療 3, 14-19 (2005)

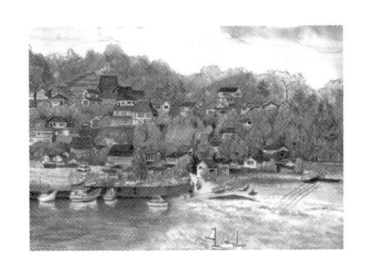

第2章　千葉大学環境健康フィールド科学センターの設立理念と実践活動
－大学における新たな教育研究・社会貢献方法論の構築を目指して－

古在 豊樹
千葉大学学長

1．はじめに

近年，科学技術の急激な発達により，学術的知識（学術知）が急激に増大している．電子・情報・化学・遺伝子などの多くの学術分野においては，学術知の量的増大にとどまらず，質的深化と精緻化が進んでいる．その反面，科学技術・学術知の全体像と社会的影響を理解することが，何人にも困難になっている．

この状況と相まって，産業・生活圏における物質・エネルギー・情報の流通・蓄積・消費が急速に増大し，その結果，地域規模ないし地球規模での自然生態系および人工生態系の複雑な環境変化が進行している．また，その変化に関連して，大規模な災害・事故などの社会問題が発生しているが，それらの変化や災害・事故を正確に計測・予測・制御することはしばしば困難である．

この困難を克服するために，20世紀末になって，大量の学術知の構造化・体系化・数理モデル化，および数理モデルを用いた大規模な数値計算（シミュレーション），画像情報処理・通信・検索技術による各種の解析・予測・制御方法が導入され，環境保全，省資源，危機管理，複雑情報ネットワークなどの問題解決に利用されている．

しかしながら，このような手法や考え方は，現代社会の人間が直面している，各種の心理ストレスに関連する「心」の問題の解決，あるいは健康と安心に関する問題解決に，それほど有効とはいえない．多くの人々が望んでいる人間の生活の質の向上や真の幸福感は，物質的な豊かさや，情報処理技術・ネットワーク技術，ナノ技術，バイオ技術などの先端技術の発達の程度だけでは計れないからである．さらには「人生における心，環境さらには時間の過ごし方に関する根元的な価値」の向上は，上記科学技術の各種の量的成長度や便利さ・速さなどに係わるサービス度の成果とは直結しない．21世紀には，物質的満足に依らない，真の心の豊かさを我々が取り戻すための新たな考え方（概念），方法論，科学技術，産業，行政を発展させていく必要がある．

かかる観点から，現代の環境と健康の問題を解決する道の第1歩として，2003年4月に千葉大学に「環境健康フィールド科学センター（http://www.h.chiba-u.jp/center/，以降センターと略す）が設置された．本稿では，その社会的・学術的背景，センターの理念，目標，実績などについて述べる．なお，本稿は，古在[1]を大幅に加筆修正したものである．

2．現代都市における心理ストレスと環境ストレス

現代社会，特に，先端技術が装備された人口過密な都市の住民は，種々の心理ストレスと環境ストレスに直面している（図2.1）．

心理ストレスは，生きがい喪失，ふれあい喪失，ひきこもり，ニート（未就学，未就職，かつ未研修），うつ症状などを引き起こしがちである．また環境ストレスは，廃棄物の増大，環境汚染，自然喪失，資源枯渇などとして現れている．そして，これらの現象は，社会規範（ルール）崩壊，犯罪増加，貧困層の拡大，競争・競合の激化などに関連している．さらに，少子高齢化の進

んだ国においては，医療費・税金の増大などが，上記問題をさらに複雑化させている．これらストレス間の相互関係は複雑であり，各ストレスの解消を一つずつ図るのではなく，これらストレス発生の根源と要因間の関係を見きわめて，ストレス発生の仕組みを社会構造的に解消する対策を実施することが求められている．

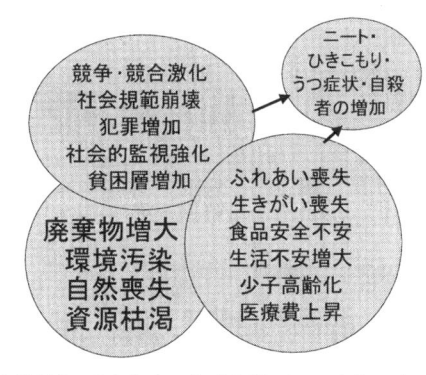

先端技術・過密都市における諸ストレスと心の病

図2.1　現代都市における社会ストレス，心理ストレス，環境ストレスの諸相

3．心と環境の時代

　21世紀は心の時代，環境の時代といわれている．心と環境（自然）の豊かさは物質的・経済的豊かさより価値が高いとする人々が増えている．実際，過去数十年間，物質的豊かさを得る代償として，資源の浪費，環境汚染ならびにコミュニティーにおける人間関係の希薄化がもたらされたことから，このままでは真の幸福感は味わえないと反省する人々が増加している．また，この社会現象を，人文社会科学的に解析し，「心と環境」を重視する方向に，政策を転換すべきであるとの提言が増えている[2]．

　環境や資源に関する地球規模的問題は，日本の社会問題の根源と根底では強くつながっている．ひきこもりやうつ症状は，他人・社会・環境・自然との関係性がうまく築けない状況であり，この状況が地球的・地域的規模で生じているのが，南北格差・戦争・貧困・環境破壊・資源枯渇などであると言える．また，日本におけるゼロ経済成長，少子化・長寿化，人口減少などの問題と，地球規模での環境，資源・エネルギー，食料，南北格差・戦争，感染症などの問題も，他人・社会・環境・自然との関係性がうまく築けない状況という点では共通している．

4. モード2の科学

マイケル・ギボンズらは，新しい知識生産方法あるいは科学方法論を「モード2の科学」と呼び，その意味と意義を述べた[3]．彼らのいうモード2の科学とは，社会に解放された科学研究，すなわち，市民，産業界，政府の専門家などが対等な立場で参加する科学研究のことであり，近年，盛んになりつつある．モード2では，問題設定が社会的または産業的なアプリケーションによって決まるので，多様な学問分野すなわち複数のディシプリンからの参加にもとづく，ディシプリンを超越した問題解決の枠組みが必要になる．なお，モード2に対して，モード1とは，ディシプリンすなわち個別学問分野の内的論理で研究の方向や進め方を決める従来の知識生産の方法論のことを意味する．

従来，学際的研究つまり複数分野の接合点，言い換えれば「学」の「際（きわ）」を研究する，インターディシプリナリー研究はしばしば行われてきた．モード2の科学は，学際的というよりは，むしろ領域横断的・領域統合的である．ここで，領域横断的研究とはマルチ（マルタイ）・ディシプリナリーさらには超学的すなわちトランスディシプリナリーな研究を意味する．

モード2の科学では，現実社会の大問題，たとえば，飢餓，貧困，戦争，高齢化，少子化，エイズ，地球温暖化などを研究課題とする．このような問題は，福祉，環境・資源，医療，公共政策，食料生産など複数の学問分野の専門家に加えて，市民，政策決定者などが参加して，トランスディシプリナリーに研究をしなければ解決策が見いだせない．本稿で論じる環境と健康の問題は，モード2の科学の好例であろう．

5. 西洋科学と東洋科学の統合

分離・分析を突き詰めることを基礎として構築されつつあるナノテクノロジーや分子生物学は要素還元的（西洋的）な科学方法論の偉大な成果である．他方，生物的な全体像は部分の集合では表せないことは，西洋科学的世界においても，今や自明になっている．また，20世紀後半から現在までに爆発的

に蓄積された西洋科学的な知が,世界および日本における前述の社会的問題の解決に必ずしも利用できていないことも広く認識されている.

それでは,心身の一体性,心身・環境・情報の一体性と有限性を科学技術および社会システムの中でどのように取り扱えば良いのか.未だ,その方法論は明示されていない.とは言え,あいまいなものや異質なものを受入れ,それらを融合し,心と身体,主体と客体,人間と自然,部分と全体を一体としてとらえる東洋的思考に基づく方法論[4]は,今後,環境と健康に関する研究開発,さらにはモード2の科学を進める際の一つのカギになる.

この方法論を考える上での契機の一つは,意識の構造としての世界を把握する道具としての曼陀羅(マンダラ)的方法論[5),6)]を基礎として,西洋的科学と東洋的経験科学の統合を果敢に試みた,南方熊楠(1867-1941)の仕事の再評価と発展であろう[7),8)].南方熊楠は,1867年に生まれ,日本で博物学をほぼ独学した後,21才から34才までの14年間を主に米国とイギリスで過ごし,その後帰国して1965年に没するまでに,昔も今も世界一流の学術誌であるNatureに論文・短報などを50編ほど公表した異能の人である.

第二の契機は,マンダラ的思考方法の道具として,多変量・非線形・不確定な自己組織化ネットワーク型複雑系の理解を扱う創造的・発展的な数理情報科学技術(ソフトウェア)の進展であろう[9)].

第三の契機は,科学技術の成果の導入を,ある生活地域において,前述の課題に関して,人文社会系と理工医薬農系を含む産官学と地域住民,NPOが協働的・ネットワーク的に試行・実践するタイプの活動であろう.これら関係者の協働による地域密着型領域横断ネットワーク研究の成果に基づく社会提言・政策提言・技術提供は,大学が主体となって実施するのに適した課題である.この研究態度は,上述のモード2の科学と共通する側面がある.

西洋科学と東洋科学の統合,さらには理工医薬系科学と人文社会科学系科学の統合には多くの困難を伴うであろうが,この統合は,今後,人類が叡智を集めて,取り組まなければいけない課題であろう.

6. 西洋医学と東洋医学の統合

　西洋医学と東洋医学（あるいは，世界各地の伝統医療を含めた相補・代替医療）を統合した統合医療（integrative medicine）の活動は日本でもすでに始まり，2005年12月には，日本統合医療学会（理事長 渥美和彦）が発足した．米国では，1998年10月に相補・代替医療研究を目的とする，国立研究機関NCCAM, National Center for Complementary and Alternative Medicine）が設置され，2006年には年間予算約140億円で運営されている．米国全体では，2005年には350億円近い国家予算が相補・代替医療研究開発に投入されている[10]．なお，米国がNCCAMなどを通じてこれだけの研究開発費を投資しているのは，高齢者・生活習慣病患者などを多く含む市民社会が統合医療を望み，また統合医療の効果が市民社会に認められつつあることに加えて，統合医療が国および地方自治体の医療・福祉に関する公費支出を大幅に低減させることが明らかになってきているからである．

　この統合医療では，患者中心の医療を行い，病気治療だけではなく，病気予防，健康増進，生活習慣改善などをも含み，「ゆりかごから墓場まで」の包括的な心身のケアを行う[10]．統合医療を実践するには，世界各地における伝統医療のための薬草，香草，薬膳，漢方，はり・きゅう・指圧・マッサージ治療法，ヨガなどに関する過去数千年にわたる記録のデータベース化ならびに解析・利用法の開発が必須であり，情報技術の全面的利用が望まれる．

7. 多変量複雑系科学としての発展

　環境と健康に関する課題のほとんどは，抽象的には，「多変量が人間の心と身体に同時的に影響するシステムに関する課題」であると表現できる（図2.2）．

　漢方薬，機能性野菜，機能性食品，内分泌攪乱物質（環境ホルモン），園芸療法，芳香療法，シックハウス症候群などは多くの変量（成分）からなり，しかも各変量の値が小さく，さらにはその値が時間的に変動し，変数間の関係が非線形（原因と結果の間に単純な比例計算式が成り立たない）であり，かつ

時間遅れがあることが多いからである．計測が困難な変量も多い．それらの多変量が人間の心と身体に同時に影響するとなると，従来の科学的計測方法・分析方法では因果関係を明らかにすることが困難であり，近代科学の研究対象にはならない状態が続いてきた．

他方，心と身体の機能改善問題は，生活の質の向上問題そのものであるから，2000年

微量多成分が人間の心と身体におよぼす影響

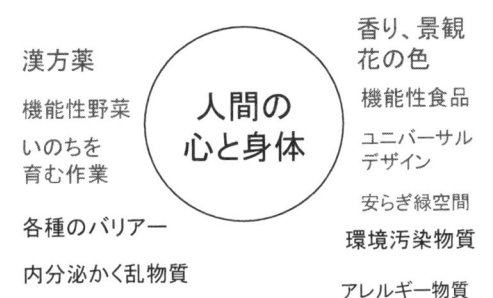

漢方薬　　　　　　　　　　　香り，景観
　　　　　　　　　　　　　　花の色
機能性野菜　　人間の　　　機能性食品
いのちを　　　心と身体　　ユニバーサル
育む作業　　　　　　　　　デザイン
　　　　　　　　　　　　　安らぎ緑空間
各種のバリアー　　　　　　環境汚染物質
内分泌かく乱物質　　　　　アレルギー物質

図 2.2　微量の多成分（多変量）が人間の心と身体に及ぼす影響の例
（これらに関する研究は20世紀では取り残されてきた）

以上前から，世界各地において経験的方法および経験知が集積されてきた．その代表例の一つが東洋医学である．東洋医学の成果を合理的に説明し，さらに，西洋科学と融合的に発展させるには，多変量非線形複雑系の計測・解析方法の開発研究の発展が必要になる．これらの複雑系に関する研究に興味をもち，その計測と数理的な解析に取り組む意欲があるシステム工学者，数理工学者の協力が望まれる．東洋医学を研究対象とすることが可能な科学的研究方法論が構築されれば，21世紀における社会の複雑かつ重要な問題を解決する強力なツールとなるであろう．この方法論では，分析よりも統合，規格化・均質化よりも多様化・個性化，有機的よりも生物的，対決よりも協調，直線よりも曲線，理解よりも悟り，集中よりも分散を比較的に重視することになる．いずれにせよ，方法論の実施に際しては，コンピュータおよびそのネットワークに備えられた各種情報に関するあいまい検索機能，自己組織化機能，イメージ統合表示機能などを利用することになろう．

ところで，推論方法には，abduction, induction, deduction の三つがあり，研究では，abduction が重要な役割を演じる．アブダクションとは，事実の確認と仮説設定とを相互媒介的な発見の論理とする，飛躍的推論を意味する．言い換えれば，結論と大前提から小前提にたどりつく道のことである．アブ

ダクションは，deductionすなわち演繹（大前提と小前提から結論を導く）およびinductionすなわち帰納（個々の特殊な事実から一般的結論を導き出す）とは質的に異なる．Abductionは，研究に没頭し，絶えず研究のことを考え続けているとき，または，深い思索の後に散歩しているときなどにしばしば現れる．このアブダクションを支援する道具としてのソフトウェアの改善あるいは開発が期待される．

8. 持続性科学構築への道

　吉川は，モード1の科学すなわち領域型科学を，開発性科学（development Science）と呼んだ[11]．そして，領域型科学の知識に基づく開発は，結果的に，人工環境と自然環境の両方を劣化させ，さらに，その劣化の察知の遅れをもたらし，また劣化の阻止を困難にした，と述べた．そこで，持続可能な開発という困難な目標を実現するには，従来とは違う科学的知識が必要であるとし，それを，持続性科学（Sustainability Science）と呼んだ．持続性科学は，「万物は流転する」との古代ギリシャの哲学者ヘラクレイトスの言葉を，デモクリトスの「万物はアトムからできている」よりも重視して，研究対象を，「不変な存在」から「変化過程」に移し，研究の視点を「より遠く，より微視的に」から「変化の規則」に変え，関係性の視点を「瞬間的入出力関係」から「予期できない時間遅れをもつ，非線形な複雑系の入出力」に転換した特徴を有する[11]．非線形な複雑系を上述の視点で取り扱う一般的方法は未だ見出されていないが，その方法は，従来にない論理構造をもっていることが予想される．この論理構造を見出すには，従来の学問領域が情報を開示し合い，領域を統合することから始める必要があり，総合大学では，このことが実施しやすい．センターの研究課題は，上述の意味で，まさに持続性科学の範疇にある．

　さらに，20世紀に発展した学問の体系は，その時代の精神を反映して，「辺境の拡大・フロンティアの拡大」であったのが，21世紀の時代の精神は「環境の維持」に変化し，現代の若者は，「環境の維持」に有用な学問体系と学習を求めている[12]．にもかかわらず，21世紀の時代の精神を反映した学問体系・教育体系は，未だ，整備されていないので，若者の学問離れ，学習意欲低下が

生じている．したがって，「環境の維持」の精神を反映した学問体系・教育体系の構築が急がれる．それが「持続性科学」であり，その出発の方法論が「モード2の科学」であろう．

9．問題解決のキーワード
　－東洋思想・文化と園芸・植物－

　図2.1に示した諸問題・諸ストレスが世界的に広がり，また深刻度を増すにしたがって，世界各国から，それぞれの問題の解決を目指す概念や方法論がいくつも提案されている．それらの提案・方法の中でしばしば使用されるキーワードは，共生，循環，環境・地球にやさしい，持続可能な発展（サステナブル・ディベロップメント），省資源，自然回帰，スローライフ，生きがい・ふれあい創出，協働，安心と安全，知的価値創造，スローフード，もったいない，ほっとけない，などである．

　センターの理念と目標の中では，環境，健康，生きがい創出に加えて，東洋思想・文化と園芸・植物をキーワードに加えた（図2.3）．

　東洋思想・文化の実践として発展してきた東洋医学の中心概念として，心身一如（心と身体を一つのものとしてとらえる）と医（薬）食同源（病気を治すのも，薬を飲むのも，食事をするのも，生命を養い健康を保つためで，本質は同じ）は，その意味を深化させてきた[13]．園芸・植物に関しては，庭屋一如（庭・環境と建物を一体としてとらえる）および「共生」の概念が重要視されており，園芸作業そのものおよび機能性植物を中心的概念とした．園芸作業は，諸ス

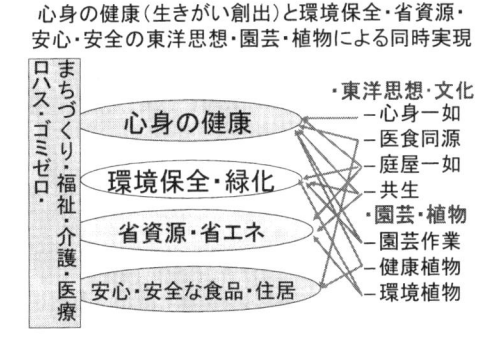

図2.3　心身の健康および環境保全・省資源・安心・安全を同時に実現するための東洋思想・園芸・植物の導入

トレスを感じている人間の心身機能の改善にしばしば好影響を与えるとの経験的認識を研究遂行上の仮説とした．園芸療法における心身の機能改善効果は，コヒアランス感（sense of coherence）の強化によるところが大きい[14]．コヒアランス感とは，「人生における出来事には意味があり，把握可能で，処理可能であるという信頼と調和の感覚」である．

また，機能性植物を健康植物と環境植物に分けて，健康植物には，野菜，果物，ハーブ，薬用植物などの可食植物が含まれ，環境植物には，観賞植物（花・観葉植物など），樹木・花木，環境浄化植物（土壌・水・空気に含まれる環境汚染物質を無害化または吸収する植物）などが含まれるとした（図2.3）．なお，健康植物は，畑などで育っている状態では，環境植物として作用している．

東洋思想・文化と園芸・植物をキーワードとして，環境健康社会の創成を目指す試みは，見方を変えれば，「現代都市に東洋の思想と伝統文化技術を取り入れて，新しいタイプの環境健康都市コミュニティーを創成する試み」ともいえる（図2.4）．

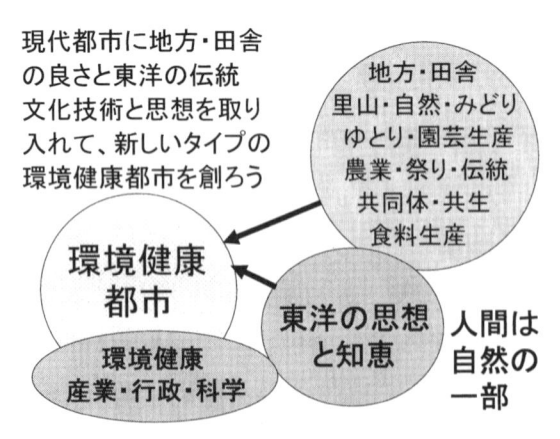

図 2.4 現代都市に田舎と東洋文化の良さを取り入れて新しいタイプの環境健康都市を目指す

すなわち，よく言われるような「都市と農村との交流」ではなく，都市民の日常的なコミュニティーに，農村，自然，さらには東洋文化の良さを取り込

み，その中で，自立した個人が非営利を前提として，仲間とパートナーシップを築く試みである．それによって，金銭や地位・名誉よりも，社会貢献を通した自己実現に生きがいを感じることを想定している．なお，この枠組みに，先端技術や西洋的科学技術を融合的に取り込むことは，否定しないどころか，積極的である．とくに，インターネットを介した生涯学習や環境健康に関する情報交換などは，コミュニティー活動に積極的に取り込むことが望ましい．

10．センターの設立理念と目標

　センターの理念・目標づくりに当たっては，現代社会における環境健康に関わる課題を領域横断的な組織で解決することを目指した．同時に，千葉大学でなければ出来ない組織で，千葉大学が得意とする課題を選択することにも留意した．国立大学では，園芸学部を有するのは千葉大学だけであり，看護学部を有するのも千葉大学だけである．また，千葉大学には「まちづくり・地方計画」を研究課題とする教員集団が工学部と園芸学部に多数いる．さらには，全国有数の教育学部があり，社会貢献および生涯スポーツ科学の面で優れた実績がある．「東洋医学」の概念と人材をセンターの理念に導入することを最初に提案したのは磯野前千葉大学長である．医学部には昭和12年に東洋医学研究会が組織され，それ以来，東洋医学による診療実績が蓄積されていた．

　そこで，「園芸・植物・東洋医学」を中心的キーワードにして，看護・福祉・介護・教育・薬用植物・次世代などのキーワードを加えれば，千葉大学だけが構築し得る領域横断的集団がセンターに集結し，現在の社会問題の解決を目指すことが出来ると考えた．

　設立当初に掲げたセンターの理念は，以下のようなものである．

1) 高齢者・子供・弱者・次世代が健康になる環境の創造

　「健康の実現」ではなく，「健康になる環境の実現」であること，および次世代（これから生まれてくる人間）を含めてあらゆるタイプの人間を対象としていることに特徴がある．人間の健康は環境に大いに影響され，環境を改善し

ない限り真の健康社会は実現しないとの考えによる．

2）心身一如の健康，福祉，介護，教育，生産を実現する共生社会の創造

心身一如の考え方と方法にもとづき，健康維持・養生を，福祉・介護，さらには生涯学習，学校教育，障害者自立，生産にも取り入れることを提案している．また，医食同源（薬食同源）の実践を意図している．

3）自然治癒力・生命力を活かした健康，ならびに省資源，環境保全，物質循環，文化創造，生物生産，園芸作業，およびそれらを体験する喜びの実現

省資源，物質循環，生物生産への貢献が健康と環境保全をもたらし，また文化と生きがいを創造するとの考えを示している（図2.5）．

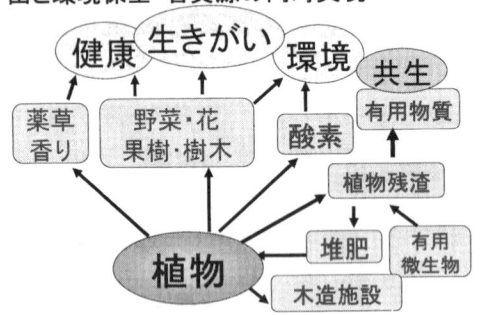

図2.5 植物利用・生物系有機物資源循環による健康・生きがい創出と環境保全・省資源の同時実現を目指す

センター内のバイオマス（植物性廃棄物や有機資源）の循環を促進し，またバイオマスから有用物質を作出することによって，キャンパスに持ち込む石油由来製品をゼロとし，センターからのゴミの排出をゼロとすることを長期的目標としている（図2.6）．

さらには，生物生産や園芸作業の喜びを通して健康を維持することが，人間と生態系の自然治癒力・生命力を活かすことになり，結果的に医療費の低下や非行・犯罪の減少につながるとの考えによる．

**柏の葉キャンパスのゴミ・ゼロ・エミッションと
健康・生きがい創出の同時実現**

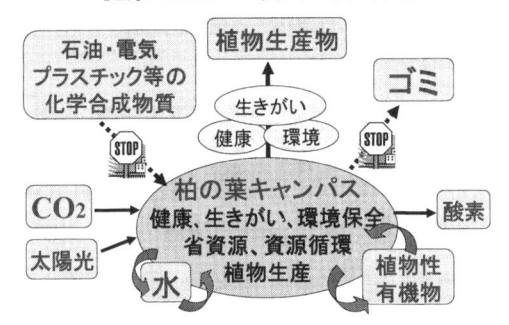

図2.6 柏の葉キャンパスにおける石油由来資源使用量とゴミ排出量の最小化と心身の健康・生きがい創出・環境保全・省資源・生物系有機物循環・植物生産の達成を同時に実現する

健康・環境・生きがい創出のための領域横断的取組み

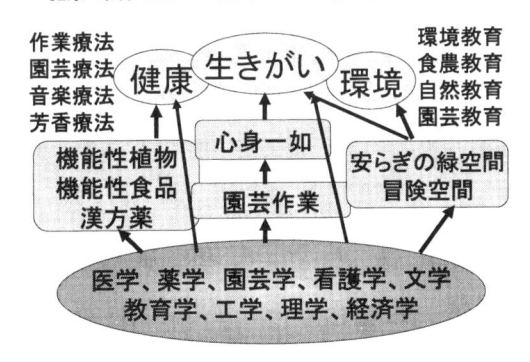

図2.7 千葉大学の全ての学部が横断的に協力して，環境・健康・生きがい創出のための各種の教育プログラムおよび療法の開発を目指す

4) 地域交流・産業交流に基づく実践的研究教育および人材育成

1)～3)の実践を地域および産業と連携・協働して行うことにより，環境健康社会を実現し，また，センターの理念に添った人材養成と環境健康産業の発展に寄与することを示している．

第2章 千葉大学環境健康フィールド科学センターの設立理念と実践活動

**予防とケアを重視した
環境と人間の共生研究を推進する**

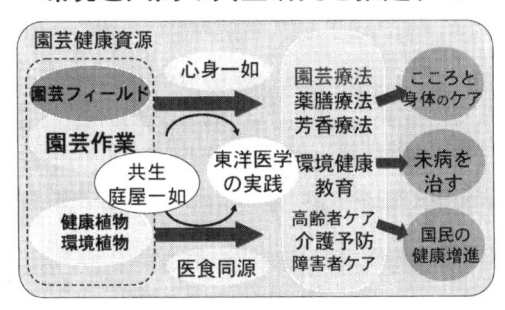

図2.8 健康・環境植物の生産物だけでなく園芸作業および園芸フィールドそのものが心身のケア・健康維持・増進に有効であり，そのためには心身一如，医食同源の実践が重要である

これらセンターの理念と目標を実現するためには，既存の学問領域を超え，領域横断的な研究チームを組織し，各種の療法や教育プログラムを開発して行くことが必要である（図2.7）．

21世紀の社会は，図2.8に示したような，新しいタイプの全人医療，全人教育を求めていると考えられるからである．そのためには，広井良典氏がその著書「定常型社会（岩波新書）」で述べているところの，「根元的な時間の発見」を導く学習プログラムの開発が求められる．この学習プログラムでは，学習者の競争力の付加を図るのではなく，コミュニティー（市民社会）と自然環境の中で，心身一如的，主客一如的に自己実現を図るための「共生力」が重視される．

11. センターの研究課題

発足した当時に考えられたセンターの主な研究課題は以下の七つであった．
1) 東洋医学的治療・介護への植物・自然とのふれあい効果の導入ならびに健康予防医学，環境教育，園芸療法の実践

東洋医学的（漢方）治療と介護・高齢者ケアに植物・自然とのふれあい効果を導入し，(1) 東洋医学と園芸療法との融合，(2) 園芸作業による心身機能の

改善，健康維持・予防ならびに生きがい創出，(3) 東洋医学的考え方と園芸作業を取り入れた環境教育プログラムの開発，などについての研究を通じて，中高年者の生活習慣病，子供・青少年のアトピー・アレルギー，合成化学物質などによるシックハウス症候群，更年期障害，知的・身体的障害，ひきこもり，うつ症状などで悩む人々の生活の質の向上を図ることを目指す．

2）介護・リハビリ・植物生産などの施設・設備のユニバーサル・デザインとその利用

園芸療法・福祉・介護などの現場で必要となる施設・設備・空間のユニバーサル・デザイン（子供からお年寄りまで，病人から健常者まで，男女の別なく，心身能力の違いにかかわらず使えるもののデザイン）に貢献することを目指す．これまでの「特別なデザイン」という考え方に対する異議申し立てで，バリアフリー・デザインよりも広い概念である．ユニバーサル・デザインというコンセプトの導入により，園芸作業そのものの心身機能改善効果とともに，園芸作業体験を高齢者・障害者・子供達と共有することによって，知らず知らずの間に生じている差別化意識の解体を期待している．

3）作業者の生きがい創出と健康増進を重視した植物生産システムの開発

楽しみながら，しかし趣味的だけではなく，生産物の収穫・販売という実益をも兼ね備えた，園芸生産・植物生産システムの開発を目指す．自らの作業を通じて得られた収穫物を他の人が喜んで購入すれば，うれしさが倍増することも多々ある点を考慮したものである．身障者や高齢者にとって，このうれしさは，自分の仕事が他人に役立つという意識を通じた生きがい創出に，そして自身の経済的自立につながることの両方が含まれる．他方，この目的のための生産システムの開発には，「園芸におけるユニバーサルデザイン」という新しい分野での創意工夫が必要である．

4）植物生産・資源循環を取り入れた環境園芸都市における省資源と環境保全

都市における環境・景観改善および園芸生産物供給のために，都市の中に環境園芸，生産園芸を大幅に導入し，同時に省資源，資源循環，環境保全，防災を達成することを目指す．すなわち都市の中で排出される植物系有機物

(生ゴミ，樹木せん定枝，廃材，段ボール用紙など）を都市内で回収した後の有用物質生産，都市内の緑化木増加による火災延焼の防止・景観改善，市民農園・都市園芸への取り組み増加による，生ゴミや樹木せん定枝の堆肥化と使用のコミュニティー内での完結，木造家屋の取り壊しに伴う廃材の木製歩道や，その他多くの用途への利用，都市内での園芸生産による地域内コミュニティーでの人の触れあい促進と，園芸生産物の供給先となるコミュニティー形成，家屋・建物，オープンスペースなどへの降雨を貯留して園芸作物へのかん水に利用するシステムの開発などが目標である．

5）健康機能植物の増殖・生産・育成・活用

主に薬用植物の増殖・生産・育成（品種改良）方法の開発研究を目指した．園芸植物に関しては上記課題に関する研究が数多くなされているが，薬用植物に関してはきわめて立ち後れているからである．これは，従来，大学の農園芸系学部および農園芸系研究機関では薬用植物を研究対象とせず，大学薬学部および農園芸系研究機関では上記研究課題にほとんど取り組んでこなかったことによる．この問題は課題6とも関連する．

6）先端的技術も取り入れた省資源・環境保全的都市型環境園芸システムと
植物品種の開発

都市型園芸の一つの形態として，先端技術を取り入れた「植物工場」的な生産園芸，およびそれに適した品種育成を目指す．幸い，近年，省資源的，環境保全的，省力的で，かつ高能率高位安定生産が可能な「閉鎖型植物生産システム」[15]の開発研究が進んでいるので，その成果を全面的に取り入れて，葉もの野菜生産，薬草・ハーブ生産，苗生産などを都市で産業的に行う研究を行う．

7）上述の理念・目的を実現するための環境政策，福祉・介護政策，環境会計の統合

環境政策，福祉政策，環境会計などと上記の都市環境園芸政策の統合を目指す．現在，環境政策と福祉政策の統合[2]あるいは環境政策と経済政策の統合[16]が進展しつつあるが，福祉における園芸の貢献，環境保全における都市園芸の貢献は，今後の重要課題の一つである．それらを俯瞰的に理解した統

合的政策の立案が望まれる．

　以前から，これらの課題に関する研究の必要性は多くの人々に理解されていたと考えられる．しかしながら，研究遂行には，(1) 専門分野を超えた密接な共同が必要，(2) 因果関係を実験的に明らかにするための研究手法が明確でないため，事例調査に終わり，明確な証拠（エビデンス）あるいは因果関係を明らかにしにくい，(3) 実験・調査に少なくとも数年間を必要とする，(4) 研究成果の見通しがつきにくいため研究費を得にくい，などの理由で，関係者の研究課題から遠ざけられてきた．とはいえ，図2.1に示した諸ストレスの広がりと深化を抑制するには，研究を遂行する上で困難な問題があろうとも，解決を目指すべき課題となっているとの認識をセンター関係者は共有している．

12. センターの組織・場所・施設

1）組織と場所

　センターは，園芸学部附属農場の組織を拡充・転換し，大学の共同教育研究施設の組織として2002年4月に設置された．園芸学，医学，教育学，薬学などの専門分野を有する教員が一丸となって，センターの理念と目標を実現するために共同研究し，図2.7に示すような教育プログラムをその成果とし

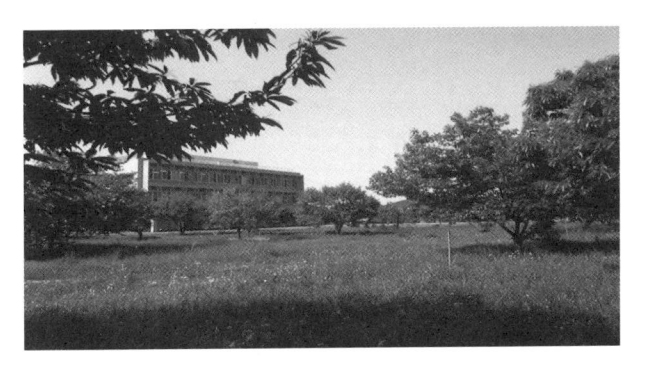

図2.9　緑に囲まれた環境健康フィールド科学センターの本館（3階建て）

第2章　千葉大学環境健康フィールド科学センターの設立理念と実践活動

て開発することを目指している．このような真に領域横断的な研究センターは，日本はもとより世界的にも他にはほとんど存在しないであろう．

柏市柏の葉地区に設置されたセンターの敷地内には，2006年4月現在，本館（図 2.9），講義棟（図 2.10），柏の葉診療所（図 2.11），小規模な畑（図 2.12 左），果樹園，温室（図 2.12 右），加工室などが点在している．このセンター

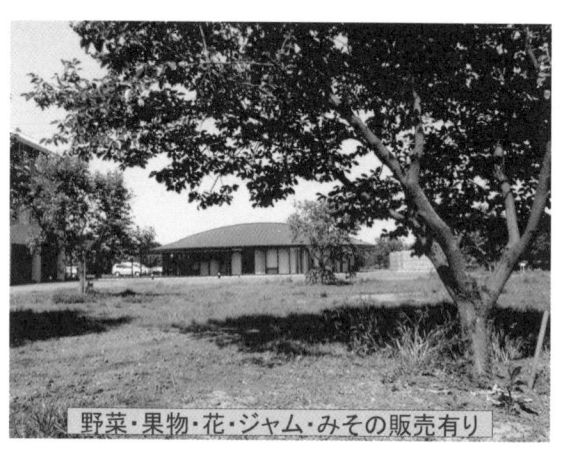

図 2.10　園芸生産物の販売所が併設された，種子の形をした環境健康フィールド科学センター講義棟（シーズホール）

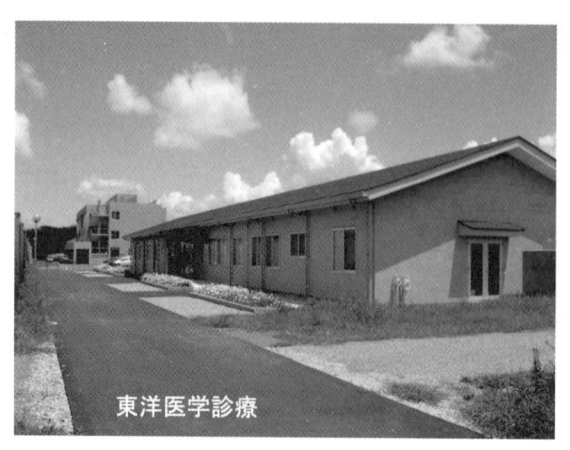

図 2.11　本館の横に建てられた，漢方治療のための柏の葉診療所（平屋建て）

12. センターの組織・場所・施設　（ 35 ）

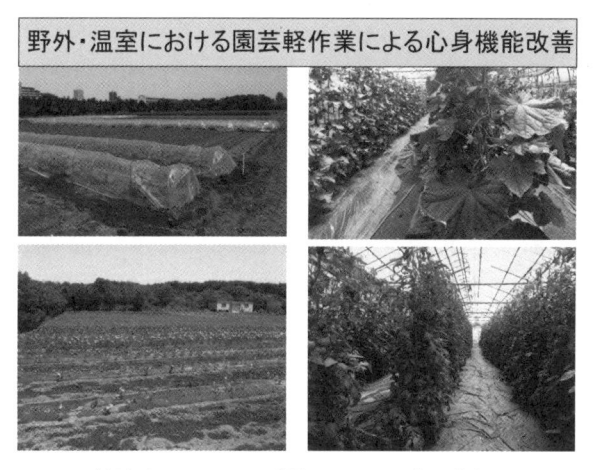

野外・温室における園芸軽作業による心身機能改善

図 2.12　環境健康フィールド科学センターの畑（左側）および温室（右側）

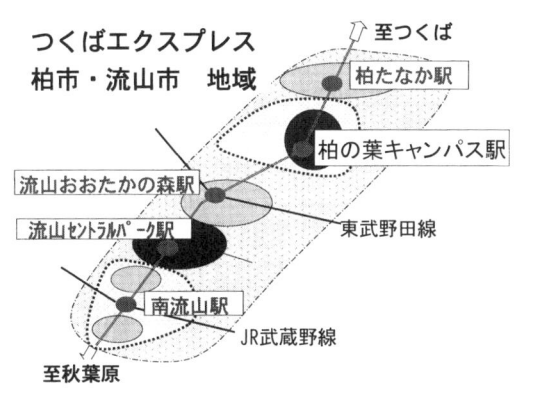

図 2.13　つくばエクスプレスの千葉県内（柏市・流山市）の駅名と他の鉄道との接続

の正門は，2005年8月24日に開業した鉄道，「つくばエクスプレス」の柏の葉キャンパス駅の西側300 mの位置にある（図2.13）．終点の「秋葉原駅」と「つくば駅」のほぼ中間に位置し，どちらからも約25分の距離にある．駅前西側の約10 haの中の約半分では2005年秋にショッピング・センターの建設が始まり，2006年11月には竣工の予定である（図2.14）．柏の葉キャンパス駅から徒歩5分以内に約9,000戸の高層住宅が2009年末までに建設される計画

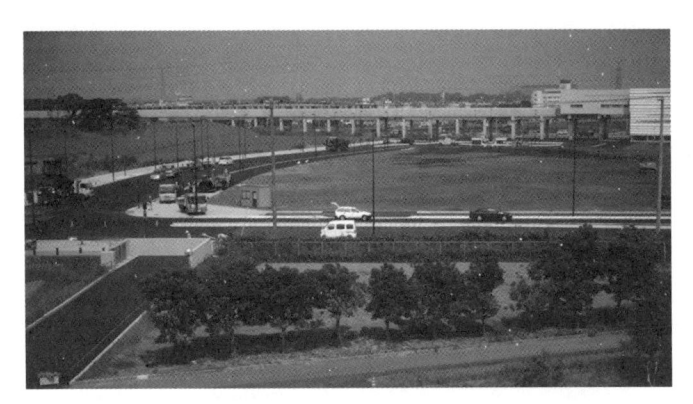

図 2.14　センター本館屋上から柏の葉キャンパスを望む
（駅前の複合商業施設は 2006 年 11 月開業予定）

がある．

　初代センター長（2003年4月～2005年3月）には筆者が，初代副センター長には安藤敏夫が就任した．2代目センター長（2005年4月～）には安藤敏夫が，2代目副センター長には森　千里および田代　亨が就任した．

2）柏の葉診療所

　センター設置14カ月後の2004年6月に，東洋医学診療を目的とした，柏の葉診療所を，緑に囲まれたセンター内に床面積500 m^2の平屋建てとして開院した．診療所長は，富山医科薬科大学から赴任した喜多敏明である．建物内には，診察室の他に，待合室，薬局，園芸療法室，浴室などがある（図 2.15）．園芸療法室の南側には薬草園を兼ねた園芸療法庭園がある（図 2.16）．

　開所直後から予約が3カ月待ちの状態になり，2006年4月現在，喜多所長に加えて，非常勤医師5名，看護師4名，薬剤師3名，および派遣職員の体制で対応しているが，未だに予約で満杯の状態である．この人気は，(1) 千葉大学が運営している，(2) 医師の診療レベルが高い，(3) 保健診療が受けられる，(4) 問診に20～30分をかける，(5) 周囲が緑に囲まれている，などにあると考えられる．受診者は高齢者だけではなく，更年期症状に悩む中年者，ア

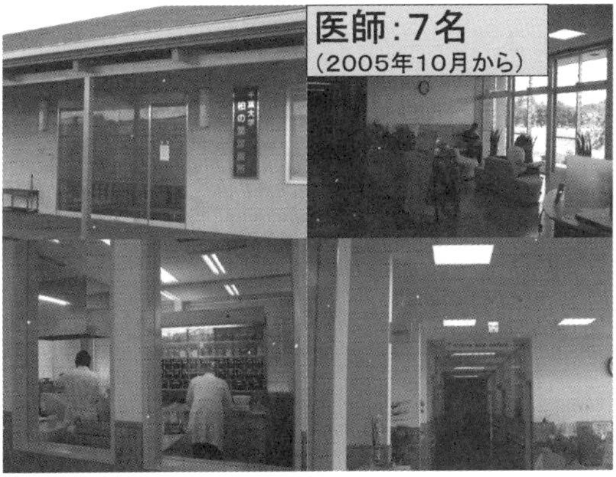

図 2.15 柏の葉診療所(左上：玄関,右上：待合室,左下：薬局,右下：診察室側廊下)

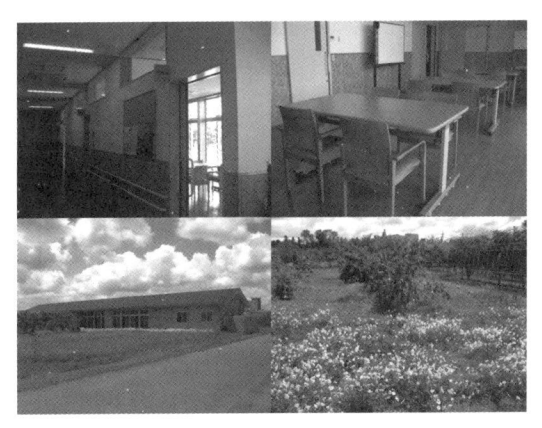

図 2.16 柏の葉診療所(左上：園芸療法室側廊下,右上：園芸療法室,左下：診療所遠景,右下：園芸療法庭園)

トピー・アレルギー症状に悩む未成年者も多く,65才以下の受診者が約65％,女性が約70％である[13]. 現在, これら受診者の症状と治療効果の関係を解析した研究成果を学会発表している[17]. 2007年からは, 柏の葉キャンパス駅前のショッピング・センター内の鍼灸院・健康づくり関係の NPO および同駅に

近接した薬膳レストランとの連携が予定されている.

3）ケミレスハウス・タウンモデル（シックハウス症候群療養施設）

次世代のための街づくりを実現するため，2006年末までにはセンター内にモデル住宅を建設し，シックハウス症候群に関する環境改善型予防医学研究を，森　千里をリーダー，戸高恵美子，中岡宏子などをメンバーとして，行う予定である (図 2.17).

このなかで，柏の葉診療所の分室として環境医学診療科を設置し，(1) モデル住宅 (戸建住宅6棟) の建設によるシックハウス症候群への対応，(2) 住宅の化学物質低減化研究，(3) 建材・家具・家電・自動車などの調査・評価・低減研究，(4) 専門家の育成などを行う.

また，ケミレスタウンモデルを用いた実証研究を通じ，(1) 環境と健康を重視した街づくりのモデルを造り示すことで，次世代のための街づくりの方向性を，センター発として首都圏，日本全国，そして世界に発信する，(2) 中小企業の技術の応用・実証の場を提供し，環境健康関連企業との連携を広げる，(3) 子どもの健全な成長を実現するための人材を育成する，ことなどを目

千葉大学 柏の葉診療所　関連施設

2006年 開設予定

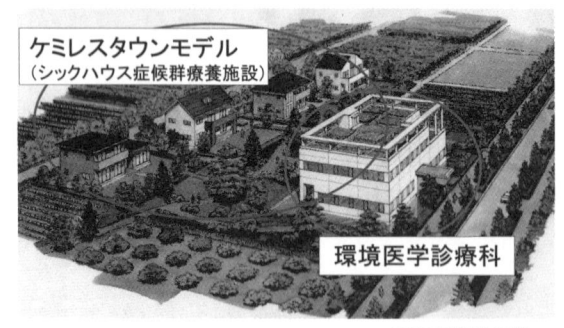

図 2.17　シックハウス症候群対応の住居センター内に建設して実証実験を行い，またアトピーなどのアレルギー症状の原因物質をつきとめるための環境医学診療科を2006年に開設する

指す．2005年11月10日に，ケミレスタウンプロジェクトを遂行するためのコンソーシアムが設立され，2006年2月に，NPO設立が認可された．ケミレスタウン・プロジェクトに関しては，内閣官房都市再生本部による全国都市再生モデル調査事業に採択されている．また，千葉大学は，東京大学に設置された「サスティナビリティ学連携機構（http://www.ir3s.u-tokyo.ac.jp/）」の協力機関として，2006年から5年間，ケミレスタウンプロジェクトなどを推進する予定にしている．

13．取組中の研究課題例

1）東洋医学診療と園芸療法の融合

園芸療法とは，園芸作業を通じて人間の心と身体の機能を改善することを目的とした療法である．園芸作業は身体機能を無理なく改善するだけでなく，心をさわやかにし，どこか救われた気分になり，気持ちを前向きにさせることが経験的に知られている．この経験を，医学，薬学，看護学，園芸学，教

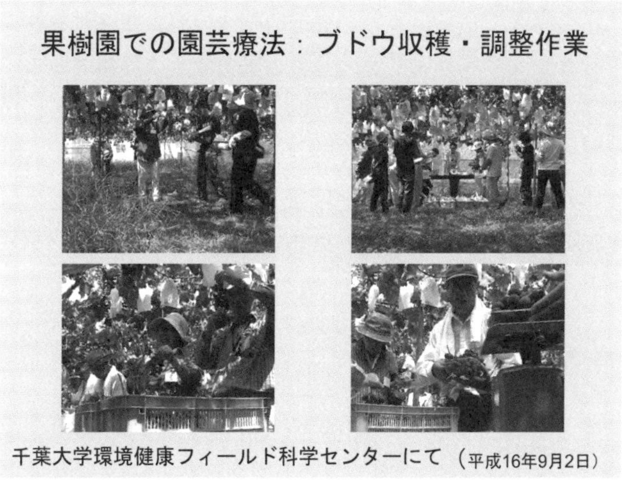

図2.18 柏の葉診療所通院者および千緑会（ボランティア団体）会員を被験者とした園芸療法実験のためのブドウ園におけるブドウの収穫，調整，箱詰め作業

育学の専門家が一致協力し，療法として体系化するのが，センターの研究課題の一つである．さらには，この園芸療法を東洋医学診療と融合して，心身機能の向上を相乗的に図るプログラムを開発する研究が開始されている（図2.18）．

　これらの研究は2004年夏に開始され，2005年8月にはセンターの第一段階の研究成果として公開発表されるまでに至った[18),19)]．現在，園芸療法に関する研究を，千葉県立がんセンターおよび国立がんセンター東病院と共同で行う計画が進められている．将来的には，芳香療法（アロマテラピー），鍼灸治療，森林浴，さらには西洋医学などとの融合・補完も目指していく予定である．大釜敏正を中心とした，園芸療法用の木製の花壇ベッド（レイズド・ベッド）の設計と利用に関する研究も行っている．

　東洋医学診療と園芸療法の融合研究は，現状では世界的にも珍しく，東洋医学診療（相補・代替医療）に新展開をもたらす可能性がある．同時に，それは，上述の統合医療にも新展開をもたらす可能性がある．

　園芸療法をビジネスとして展開しようとする動きも始まっている．第一は，園芸療法のサービス化であり，高齢者施設（老人ホーム）や要介護者向けのデイサービスへの導入である．また，提携病院への導入も検討されている．第二は，コミュニティー・サービスとしての園芸療法の展開である．高齢者施設や病院などの園芸療法を導入する施設を中心として，新たなコミュニティーが形成されるようなトータルなコーディネートの事業化が検討されている．このような試みは，ロハス的地域の生活の質を高めることに貢献すると期待されており，センターと企業との共同研究課題として検討が行われている．

2）ロハスなまちづくり

　柏の葉キャンパス・デザインならびにキャンパス周辺のまちづくりに関して，センターの理念と目標に相応しいものを実現しようとの構想が，栗生明・上野　武らを中心にセンター発足時からもたれた．心と環境の時代に相応しい柏の葉キャンパスとするために，1）千葉大学の総力を結集する，2）広

域的視野でキャンパスを位置付ける，3) 環境・健康を最優先する，ことに留意してデザインし，他方，4) 収益性も考えることにした．

さらに，キャンパス周辺のまちづくりに関しては，ロハス（LOHAS, Lifestyles of Health and Sustainability，健康と持続可能な発展を優先した生活スタイル）の思想を取り入れることにした．ロハスを実践する生活創造者は，1)

緑のリングと緑の駅前広場

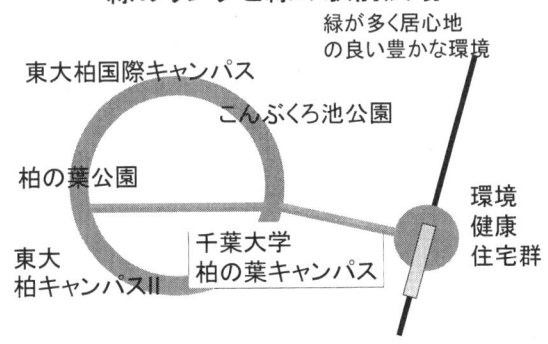

図 2.19 センターと柏の葉公園，東京大学柏国際キャンパス，こんぶくろ池公園を緑のリングとして，さらに柏の葉キャンパス駅からセンターを横切り柏の葉公園に通ずる，長さ約1kmの八重桜並木道を創る

柏の葉キャンパス駅前のショッピングエリアのイメージ

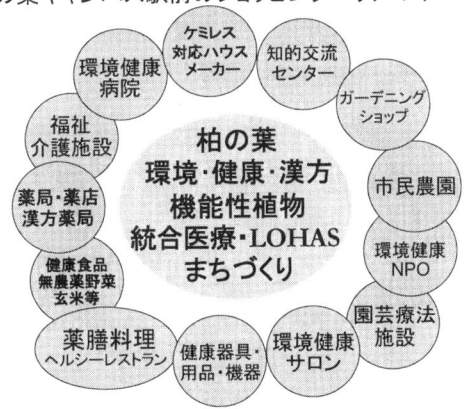

図 2.20 柏の葉キャンパス駅とセンターをつなぐ長さ約250mの道路の周辺における総合商業施設のイメージ．環境・健康・漢方・機能性植物・統合医療・ロハスなどをキーワードとしたまちづくりを進める

環境にやさしい生活を心がけている，2) 持続可能な経済の実現を願っている，3) 薬に頼らず，病気予防を心がけ，健康な生活を目指している，4) 自己実現に力を入れている，を特徴とする．

　具体的には，柏の葉キャンパス駅前からセンターを横断し，柏の葉公園に至る約1 kmの道の両側を八重桜並木とし，駅前およびその周辺には，薬膳レストラン，漢方薬局，健康食品ショップ，市民農園，鍼灸院，無農薬野菜店，園芸療法を取り入れた介護施設・老人ホームなどが計画・提案されている（図2.19，図2.20）．

　また，地域住民のスポーツ・身体運動を介したコミュニケーション・スキルの開発とそれに基づくコミュニティー形成に関する実践が成果を上げつつある[20]．さらには，徳山郁夫は，関係機関の協力を得て，センターと柏の葉キャンパス駅の間に位置するショッピングセンターの壁に作成されるクライミング・ウォールを利用して，子どもたちが遊びにおける冒険や挑戦を通して，リスクを回避する能力を含む心身の能力を高めることができる学習プログラムとその運営組織を開発中である．

　柏の葉キャンパス駅周辺のまちづくりに関しては，有識者で構成されている，柏の葉キャンパス駅周辺のまちづくり連絡会議（座長：東京大学　大矢禎一），柏の葉キャンパス駅周辺地区デザイン検討部会（座長：千葉大学　栗生明），つくばエクスプレス沿線地域（東葛地域）における産業・都市づくり懇談会（座長：東京大学　大西　隆）などにおいて検討が進められている．柏市の柏の葉キャンパス駅前におけるまちづくりに触発されて，現在，流山市および松戸市においても，東洋医学，健康，環境などをキーワードとして，まちづくりが構想され，千葉大学が関与している．

　ロハスは，統合医療の考え方を，まちづくり，さらには生活空間・生活時間全般に適用させようとする試みでもある．したがって，統合医療の考え方を強く取り入れたロハスは，少子・長寿化と地方の過疎化が進む日本では，環境健康産業の創出の牽引力となり得る．すなわち，農村・山村・漁村は，農林水産物の生産地としてだけでなく，健康関連の生産物とサービスの持続的な供給地となる．他方，都市の家庭園芸用農園・市民農園などはロハスに必

須な空間となる.

3) 閉鎖型システムを用いた薬用植物生産

(1) 薬用植物資源の現状

先進国の高齢化,アジア諸国,とくに中国の経済成長,および世界的な健康志向により漢方薬需要が年々増大している.その需要増大に対応して自生(自然植生)の薬用植物が乱獲され,中国および西アジアにおいて,薬用植物資源の現存量の減少と環境破壊を招いている.

漢方薬の主原料である,甘草（*Glycyrrhiza* 属）および麻黄（*Ephedra* 属）は,アジアの半乾燥地域に草原状に自生している.近年ではそれらを広範囲にわたりブルドーザーで根こそぎ収穫するので,地中に残された根から翌年に地上部が再生せず,収穫跡地が裸地となり,それが毎年続く地域一帯が砂漠化してしまう現象が起きている.環境破壊に至らないまでも現存量の減少が著しい薬用植物の種類は多い.

上記の問題を解決するために,中国などにおいて,自生薬用植物の乱獲防止と薬用植物の栽培が行政的に進められている.他方,中国の自生薬用植物資源の減少に伴い,近隣諸国でも自生薬用植物の乱獲が行われている.薬用植物の栽培技術は,オタネニンジン（高麗人参,朝鮮人参,*Panax ginseng*）などの一部の種を除いて開発されていないに等しく,連作障害による病害多発,それに関連する農薬の乱用,さらには薬効成分濃度の減少,原料コストの上昇などが問題となっている.薬用植物の栽培技術は園芸植物の栽培技術に比較すると,例外を除けば,数十年以上の遅れがあるといっても過言でない.

また,薬用植物では,品種改良（育種）がほとんど行われていないのが現状であり,種苗法による品種登録がされている種はごくわずかである点でも,園芸植物に比較して数十年の遅れがある.このこともあって,種子を播いて育てる薬用植物では,個体毎に遺伝的性質が異なり,同じ環境で生育させても生長量や薬効成分濃度が大幅に異なることが多い[21),22)].

以上のことから,薬用植物の生長量と薬効成分濃度を高める栽培技術を開発し,さらには,生長量,薬効成分濃度,病害抵抗性などに関して遺伝的に

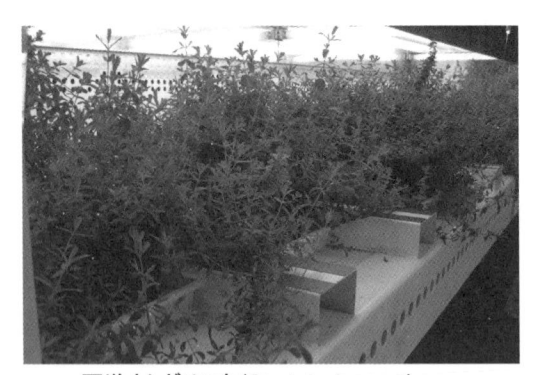

西洋オトギリソウ（St. John's wort）

図2.21 閉鎖型植物生産システムにおける白色蛍光灯下におけるセイヨウオトギリソウの栽培

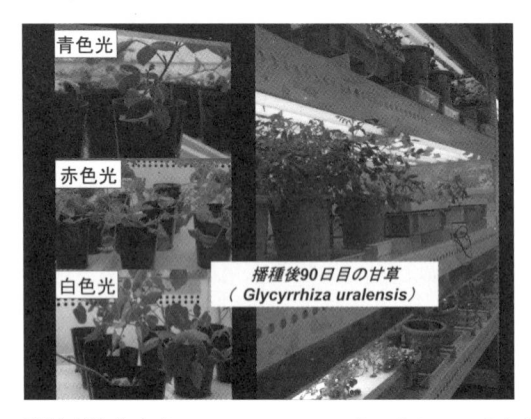

図2.22 閉鎖型植物生産システムにおける青，赤および白色蛍光灯下の甘草（カンゾウ）の栽培

優れた品種を育成し，その品種を登録することは，今後の漢方薬健康ビジネスにおいて重要な課題である．現在，セイヨウオトギリソウ（St. John's wort, *Hypericum perforatum* L., 図2.21），甘草（*Glycyrrhiza uralensis*, 図2.22）などの薬用植物，ハーブに関しても，閉鎖型システムによる生産の利点を示す研究成果が得られている．

(2) 閉鎖型薬用植物生産システム

上述の背景から，今後，薬用植物をその主たる消費国において施設栽培す

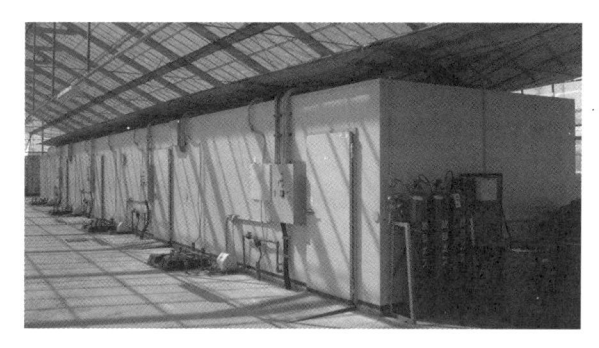

図 2.23 環境保全的, 省資源的, 省力的, 省スペース的な閉鎖型植物生産システムの外観例 (静岡県のトマト生産農業協同組合). 外観はプレハブ倉庫状.

る方向が考えられる. その可能性の一つとして, センターでは, 閉鎖型システムによる薬用植物生産を検討している (図 2.23, 図 2.24).

閉鎖型システムの特徴は, i) 光を通さない断熱壁で囲われている, ii) 太陽光の代わりに人工光源のみを使用する, iii) 換気は最小限に抑える, iv) システム内外の物質の出入りを最小限に抑える, である.

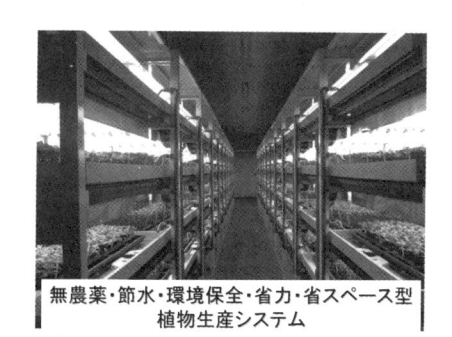

図 2.24 閉鎖型植物生産システムの内部

(http://phdsamj.ac.affrc.go.jp/topic/5_2.html,
http://www.taiyo-kogyo.co.jp/naeterasu.html)

閉鎖型システムで薬用植物を生産する利点としては, i) 外界気象に影響されずに植物生産が可能である, ii) かん水量 (排水量), 肥料, CO_2 施用量を節約できて, 省資源的, 環境保全的である, iii) 害虫が付かないので農薬が不用である, iv) 生産量当たりの設備費および運転費は温室と同等以下である, v) 作業面積が 1/10 程度になり省力的, 省スペース的である, vi) 環境が好適に制御されているので, 成長速度が速く, また薬効成分濃度が高くなる, vii)

昆虫，病原菌，残留農薬，塵埃などの夾雑物が混入していないので高品質である，viii) 優良な親木から栄養（挿し木）繁殖した苗を用いる場合は，遺伝的性質が優良で均一，などである．閉鎖型システムとその利用に関する研究は，古在豊樹らにより始められたが，現在は，大洋興業（株），渡辺　均，北条雅明，後藤英司らにより発展され，ビジネス展開が検討されている．

14．社会連携活動

1）環境健康講演会
（http://www.h.chiba-u.jp/center/event/event.htm）

センターと地域住民との連携を深めるために，2004年2月から「環境健康講演会」を主に週末に開催した（企画・運営責任者：センター専任教員の野田勝二・塚越　覚）．講演会の講師は主にはセンター専任教員が務めているが，講演題目によっては，センター兼任教員あるいは外部講師に依頼することもある．さらに，2005年3月には本講演会が特別講演会として西千葉キャンパスで開催された．2004年2月から2006年4月末までの講演題目と主な講師名を開催順に示すと以下のようになる．

　（1）花と心の歴史（安藤敏夫），（2）心の健康を考える－3回シリーズ－（徳山郁夫），（3）園芸療法について（上田善弘），（4）環境ホルモンの胎児への影響（小宮山政敏），（5）東洋医学と自然治癒力（喜多敏明），（6）薬草に学ぶ健康の知識－5回シリーズ－（池上文雄），（7）野菜の健康パワー（伊東　正），（8）東洋医学とストレス（喜多敏明），（9）花による屋上緑化（渡辺　均），（10）芝生と雑草をたのしもう（野間　豊），（11）食物繊維と健康（江頭祐嘉合），（12）音楽が生む環境（若杉由旗子），（13）資源の有効利用と微生物（篠山浩文），（14）赤米・紫黒米・緑米－日本人と米－（田代　亨），（15）医食農同源のサイエンス（喜多敏明・池上文雄），（16）いのち輝く街づくりに向けて（徳山郁夫），（17）木配りのすすめ（大釜敏正），（18）センターの農業は環境にやさしいか（野田勝二），（19）植物と土は切っても切れない関係？（塚越　覚），（20）役に立つ虫の話（野村昌史），（21）コミュニケーションからライフ

スタイルを考える－シリーズ（月1回開催中，計9回）－（徳山郁夫），(22) 植物育種の最前線（木庭卓人），(23) 食物繊維・アミノ酸と健康（江頭祐嘉合），(24) 自然に根ざした食と健康を考える，(25) 未来世代ための街づくり（森千里），合計で約3,000名が受講した．

2）環境健康ビジネスフォーラム

「環境健康ビジネスフォーラム」は，おもに，企業と自治体関係者を対象に，情報交換・意見交換を目的に，2004年5月から2006月4月末までに9回開催された．最初の3回は，趣旨説明と参加者同士の自己紹介を行った．その後は以下のテーマを決めて話題提供と討論を行った．(1)「東洋医学診療の現状と将来－自然と調和した医療の実践－」，(2) 閉鎖型植物生産システム，(3) 柏の葉キャンパスとまちづくり，(4) 園芸療法の概要とその取り組み，(5) 微量化学物質の簡易測定法開発，(6) 園芸生産における人工光利用の現状．参加者は毎回70〜150名であった．上記のビジネスフォーラムを通じた交流により，現在，多くの共同研究，ビジネス展開が進行しつつある．

上記の他にも，研究者を対象にした研究会，情報交換会，ワーキンググループ集会，著名外国人研究者を招いた特別講演会，西千葉キャンパスにおけるけやき倶楽部（西千葉キャンパスのボランティアグループ）およびケミレスタウン協議会との共催講演会などを各数回開催した．

3）千緑会 ―ボランティアグループ―

千緑会は，当センターの前身である園芸学部附属農場が1996〜1998年に実施した公開講座受講生の「このまま参加者がバラバラになるのは残念である．この先も附属農場と関わっていきたい．」という声の下に集まったメンバーで結成されたボランティアグループである．2003年4月にセンターとなった後も35名の会員が本センターの活動に協力している．その活動は，ほぼ毎月開催されている「環境健康講演会」を始めとするセンター主催イベントの運営，園芸療法庭園用植物管理，作物栽培・収穫の支援など多岐にわたっている．園芸療法に関する実験などにも支援参加している．会員は元気で畑仕事が好き

な人がほとんどであり，センターの活動を支えていることに喜びを見出している．公的研究教育機関を支える社会貢献，ボランティア活動の今後のモデルの一つとなると考えられる．

これらの活動は，多くの専門紙・業界紙，地元紙・広報紙，雑誌にも記事掲載され，幅広い分野からセンターの今後の活動が期待されていることがうかがえる．

15．「環境と健康」から「安全と安心」の持続性科学へ

千葉大学では，2006年現在，文部科学省が世界トップレベルの教育研究拠点に与えた21世紀COEプログラムが4件進められている．そのうちの2件は，センターの研究課題と関連している．1件は，「持続可能な福祉社会に向けた公共研究拠点（拠点リーダー：広井良典），http://www.shd.chiba-u.ac.jp/~coe21/」であり，もう1件は，「日本文化型看護学の創出・国際発信拠点－実践知にもとづく看護学の確立と展開－（拠点リーダー：石垣和子），http://www.chiba-u-21coe.jp/」である．

前者では，福祉と環境の統合を，公共哲学と公共政策を基礎としつつ，市民社会との対話を通じて，大学と学問の新しいあり方を世界水準で創造する教育研究拠点を確立することを目的としている．後者では，日本文化を反映した看護学の学問体系の構築を中心に据え，健康と生活の質の向上に貢献すると共に，地球上の各地における文化尊重型看護学の重要性を発信することを目的としている．

前者の取り組みの背景にある思想と方法論[23]は後者のそれと重なる部分が多く，また両者の理念と目標は，センターの理念と目標は重なる部分が多い．このようなことから，総合大学である千葉大学が，それら三つの理念と目標を概念的に統合・整理し，さらに一般化した研究課題として取り組むことが可能であると期待される．たとえば，「安全・安心な次世代人類・地球環境の多層的創出のための持続性科学方法論の確立と実践」といった教育研究課題は，千葉大学が今後取り組みうるモード2の科学になり得る．

16. おわりに

　環境健康フィールド科学センターにおける教育研究活動および社会貢献は，ナノテクノロジーやバイオテクノロジーのような先端技術を駆使したものではない．むしろ，現代の先端的な技術や人間性軽視の過密都市のゆがみから生じた複雑な諸問題の解決に，従来とは異なる統合的な視点と方法論で実践的に取り組もうとしている．このセンターの取り組みが，心と環境の時代である21世紀の社会の福祉に貢献することを願っている．

引用文献

1) 古在豊樹：医食農と人の未来－環境健康フィールド科学センターの理念と実践－（安藤敏夫，池上文雄・塚越覚編，医食同源のサイエンス），ソフトサイエンス社，3-26 (156 pp.) (2006)
2) 広井良典：定常型社会 新しい「豊かさ」の構想（岩波新書），岩波書店，190 pp (2001)
3) ギボンズ，M.(小林信一監訳)：現代社会と知の創造 モード論とは何か（丸善ライブラリー），丸善，293 pp (1997)
4) ニスベット，E.リチャード（村本由紀子訳）：木を見る西洋人 森を見る東洋人，ダイヤモンド社，296 pp (2004)
5) 今泉浩晃：創造性を高めるメモ学入門，日本実業出版社，208 pp (1987)
6) 立川武蔵：マンダラという世界（講談社選書メチエ），講談社，212 pp (2006)
7) 鶴見和子：南方熊楠―地球志向の比較学（講談社学術文庫528），講談社，318 pp (1981)
8) 松居竜吾・岩崎仁編：南方熊楠の森，方丈堂出版，215 pp (2005)
9) 梅田持夫：ウェブ進化論（ちくま新書），筑摩書房，249 pp (2006)
10) 田辺敏憲：西洋医学と伝統医学を融合－統合医療科学技術戦略を－（経済教室），日本経済新聞（朝刊），2006年4月27日 (2006)
11) 吉川弘之：学問改革と大学改革．現代の高等教育 (IDE)，5月号，25-32, IDE大学協会 (2006)

12) 吉川弘之：学問と教養教育．現代の高等教育 (IDE)，4-5月号，5-10, IDE大学協会 (1999)
13) 喜多敏明：千葉大学から発信するこれからの漢方医療－環境健康フィールド科学センターの役割－，千葉漢方ルネッサンス，九段社，福島，10-31 (2004)
14) 喜多敏明：東洋医学と園芸療法の融合，北里大学農医連携学術叢書第1号，養賢堂，95 pp (2006)
15) 古在豊樹ら：最新の苗生産実用技術，農業電化協会，150 pp (2005)
16) 倉阪秀史：環境と経済を再考する．ナカニシ出版．219 pp (2006)
17) 角野めぐみ，喜多敏明，川嶋裕子，池上文雄：短期間の漢方治療がQOLに及ぼす影響．日本東洋医学雑誌，56 suppl，224 (2005)
18) 野田勝二：エビデンスに基づく園芸療法～その第一歩～，千葉大学環境健康フィールド科学センター成果発表会資料集，千葉大学けやき会館 (8月29日)，2-9 (2005)
19) 喜多敏明：柏の葉診療所活動報告，千葉大学環境健康フィールド科学センター成果発表会資料集，千葉大学けやき会館 (8月29日)，44-53 (2005)
20) 徳山郁夫：いのち輝く街づくりをめざして，千葉大学環境健康フィールド科学センター，37 pp (2006)
21) Afreen, F., S.M.A. Zobayed, T. Kozai : Spectral quality and UB － V stress stimulate gycyrrhizin concentration of *Glycyrrhizia uralensis* in hydroponic and pot system. Plant Physiology and Biochemistry, 43, 1074-1081 (2005)
22) Mosaleeyanon, K., S.M.A. Zobayed, F. Afreen, and T. Kozai : Relationships between net photosynthetic rate and secondary metabolite contents in St. John's wort, Plant Science, 169 : 523-531 (2005)
23) 広井良典：ケアのゆくえ 科学のゆくえ，岩波書店，262 pp (2006)

参考資料

1) 進士五十八：日本の庭園－造景の技と心－（中公新書），292 pp (2005)
2) 三浦 展：下流社会，光文社新書，284 pp (2005)
3) 堀井秀幸（編著）：安全安心のための社会技術，東京大学出版会，368 pp (2005)

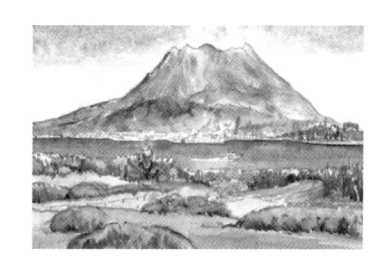

第3章　医学から農医連携を考える

相澤 好治
北里大学教授

はじめに

　若い頃の経験は，齢を重ねても記憶に残り，時には行動の源になることもある．私的な経験で恐縮だが，学生時代3年生から6年生まで医事振興会という無医地区活動を夏冬に行うクラブ活動に入っていた．夏季休暇を利用して，大学病院の先輩医師にお願いして健康診断を行い，冬季は寄生虫卵検査をしたり，医師と学生で全戸家庭訪問をして回った．その活動が，卒業後選んだ内科学の道から公衆衛生学に進路変更した時の障壁緩和に役立ち，また今回は「医学から農医連携を考える」というテーマに興味を持つ源となった．つくづく人生のめぐり合わせの不思議さを感じる．

　医事振興会で，医学生3年生の活動の場は山形県新庄市の近くの大蔵村と鮭川村で，4，5，6年生には豪雪地帯の新潟県十日町市の近くの川西町を訪問した．昭和43年から46年の間なので，日本はいざなぎ景気の真只中にあり，農村の長男以外の若い人は都会を目指し，まだ残っている人も，冬はほとんど東京へ出稼ぎに出ていた．農業から工業に産業の進路が変換していた時代であり，農業の将来は魅力の乏しいものであった．これは現在の中国と似てい

るが，中国の方がもっと経済格差も大きく，選挙で投票の重みも都市住民の四分の一しかないという身分格差も存在するようである．日本の場合，投票の格差はないから，自民党の有力な選挙基盤である農村は，政府の手厚い農業保護政策が布かれたため，逆に本来の食料生産産業としての近代化が遅れてしまった．

一方，米国の食料政策により，日本からの工業製品輸出の見返りとして食料を大量に輸入して貿易の不均衡を緩和した．その結果，わが国の食料自給率は，今やエネルギーベースで40％となってしまった．もし海上輸送が不可能になったり，世界的な飢饉が訪れると食料の供給がストップするというリスクを負う状態に至ってしまう．とくに石油の産出が少なくなると海上輸送が滞り，食料供給に支障をきたすことになる．エネルギー問題とも密接に関わっていることが明瞭である．

本章では，社会医学，予防医学を専門とする立場で，医学からみた農医連携について考察し，「食科学」の確立を提案したい．

1．農業の推移

昭和50年の農業就業人口は総数の11％を占めていたが，日本の産業構造は激しく変化して，現在は，4％（382万人）に過ぎない．都市への人口集中傾向は鈍化したといわれているが，農村には高齢者が多く残り，老年人口（65歳以上人口の割合）は全国の17％に対して28.6％（2000年）となったことも一つの理由であろう．主として農業に従事している農業就業者の52.9％が65歳以上である．英仏両国では，それぞれ7.8％，3.9％であるからその高齢化は著しい．

学生の頃，都会に住む我々から見ると，美しい自然豊かな農村から，空気も水も汚い都会に移動するのは経済的レベルの違いだけだと思った．衛生状態も低く，工業化を急ぐ当時の日本では，より豊かで近代的な生活をするためには，都心に出る他は選択肢がなかった．若い人が都会に集まるのは，近代的で豊かな生活に憧れるためと理解していたが，今考えると，それだけでなく，一種の生殖活動であるとも考えられる．若人はマッチする異性を求め

るので，選択できる多くの若人が集まる都会に移動するのは自然な行動であろう．これは多くの動物が集団生活をする理由であると思われる．最近団塊の世代が，田舎の生活に憧れ，農村に回帰し始めたと聞く．生殖活動を終えた世代は，自然豊かな環境に回帰することが自然の摂理なのであろう．

若人の集まる都会は，産業が活性化し生産が高まり，高齢化が進んだ農村では，生産力が低下し，日本の農業力は衰退した．一方日本人の食生活も著しく変化し，西欧化してしまった．米と魚と野菜中心の食事から，パンと乳製品と肉の食事が浸透し，食材の著しい変化が起きてしまった．これにより米の需要が減少し，日本古来の農業の存在価値が低下した．

1999年の食料・農村・農業基本法（新基本法）では，従来行われてきた農家を保護する政策から，国民生活の観点に立って持続的な農業を確保する方向に転換した．農業を食料生産産業ととらえ，産業自体を振興することで食料を生産する人たちの生活を向上させようという政策である．1999年に純農家は324万戸で，主業農家は48万戸であったが，この政策転換により2010年には純農家が230～270万戸で効率的かつ安定的な農業経営をする農家が33～37万戸，法人・生産組織が3～4万できると予測されている．

2．国民の健康状態

1）健康寿命

2004年の日本の平均寿命は男性78.4歳，女性85.3歳で，世界有数の長寿国である．平均寿命から寝たきりになって支援や介護が必要となった平均年数を引いた数値を健康寿命と呼び，健やかに過ごせる人生の長さを示す．2004年のWHOの報告によると，日本の健康寿命は，男性72.3歳，女性77.7歳であり，いずれも世界一である（表3.1）．日本は，文字通り健康長寿大国といえるが，それでも平均寿命と健康寿命の差は，男性で6.1年，女性で7.4年なので，人生の約8％を支援や介護を受けながら過ごすということになる．平成16年の国民生活基礎調査によると，寝たきりの原因として最も多いのは脳血管疾患で，続いて高齢による衰弱，認知症，骨折・転倒，関節疾患（リウマチ

表 3.1 健康寿命と 60 歳時の健康余命

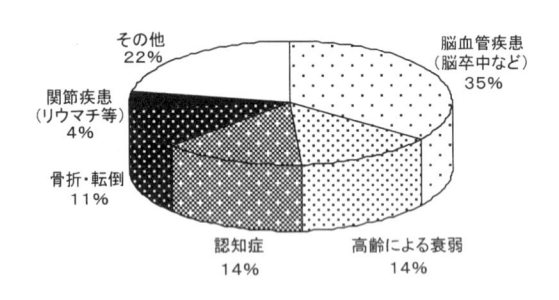

国	健康寿命/余命					平均寿命－健康寿命		平均寿命－健康寿命 平均寿命 (%)	
	全体	男性		女性					
	誕生時	誕生時	60歳時	誕生時	60歳時	男性	女性	男性	女性
1 日本	75.0	72.3	17.5	77.7	21.7	6.1	7.5	7.8	8.8
2 サンマリノ	73.4	70.9	16.2	75.9	19.9	6.3	8.1	8.2	9.6
3 スウェーデン	73.3	71.9	17.1	74.8	19.6	6.2	7.9	7.9	9.5
4 スイス	73.2	71.1	17.1	75.3	20.4	6.6	8.1	8.5	9.7
5 モナコ	72.9	70.7	17.3	75.2	20.5	7.1	9.3	9.1	11.0
7 イタリア	72.7	70.7	16.4	74.7	19.4	6.0	7.8	7.8	9.5
11 カナダ	72.0	70.1	16.1	74.0	19.3	7.1	8.3	9.2	10.0
12 フランス	72.0	69.3	16.6	74.7	20.4	6.7	8.8	8.8	10.6
14 ドイツ	71.8	69.6	15.9	74.0	19.0	5.9	7.6	7.8	9.3
24 イギリス	70.6	69.1	15.7	72.1	18.1	6.7	8.4	8.8	10.4
29 アメリカ	69.3	67.2	15.3	71.3	17.9	7.4	8.5	9.9	10.7

その他 22%
脳血管疾患（脳卒中など） 35%
関節疾患（リウマチ等） 4%
骨折・転倒 11%
認知症 14%
高齢による衰弱 14%

（平成 16 年度国民生活基礎調査より）

図 3.1 寝たきりとなった原因

など），その他となっている（図3.1）．その中で脳血管疾患は全体の35％を占め，男性に多い傾向が見られる．女性では，高齢による衰弱と骨折・転倒が男性と比べて多い傾向が見られる．骨折・転倒には骨粗鬆症が関連している可能性もあり，青年期からの運動習慣が予防に役立つ可能性がある．

図3.2は主要死因別年齢調整死亡率の推移である．1980年代まで死亡率1位であった脳血管疾患に代わって，悪性腫瘍がとくに男性で増加傾向を示し

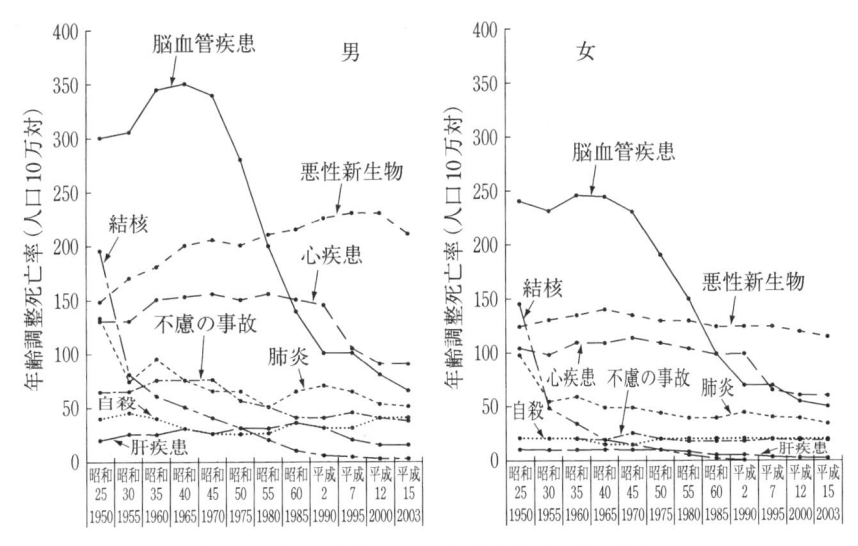

図 3.2 主要死因別にみた年齢調整死亡率の推移

ている．肺がんはタバコや空気中有害物質の影響が強いが，胃がんや大腸がんには食事の影響が大きい．

2) 糖尿病

図 3.3 は平成 14 年の患者調査による糖尿病が強く疑われる人の割合と可能性を否定できない人の割合を年齢階層別に示したものである．全体では，その両者の合計が男女とも 20％前後であり，高齢者ほどその割合は大きくなる．糖尿病は初期には無症状なだけに，放置しやすく，網膜症で失明したり，腎不全で透析になったり，皮膚が壊疽になって下肢切断するような重症になって，後悔することが多い．また心臓・脳血管疾患の基礎疾患としても重要であり，その予防は生活習慣病対策の基盤でもある．遺伝的な要素もあるが，適切な食事，飲酒，運動により予防が可能なだけに，健康教育の対象疾患として相応しい．

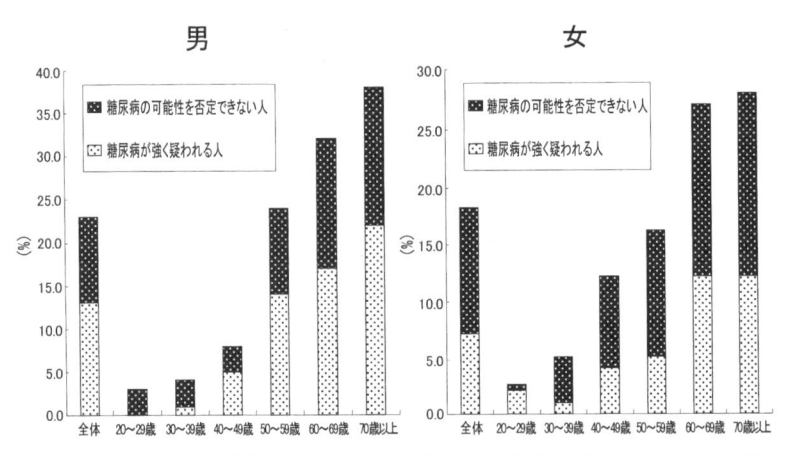

図3.3 糖尿病が強く疑われる人および糖尿病の可能性を否定できない人の割合
（平成14年厚生労働省「患者調査」）

3）高血圧

図3.4は高血圧症の受療率を年齢階層別にみたものであり，糖尿病と同様

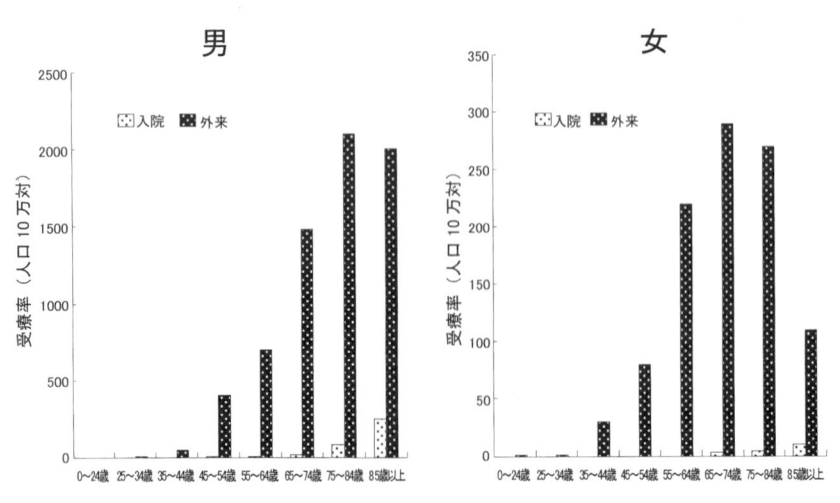

図3.4 年齢階級別にみた高血圧症の受療率
（平成14年厚生労働省「患者調査」）

30～40歳代から増加し，症状は普通伴わないが，動脈硬化を生じて，心臓・脳血管障害の基盤となるので，その予防とコントロールはきわめて重要である．減塩，肥満防止，運動，ストレス対策などにより予防が可能な病態である．

4）肥 満

体格指数は，近年 body mass index（BMI；体重/身長^2）として表す．18.5未満をやせ，22が標準体重，18.5～25未満を普通体重，25以上を肥満と判定する．図3.5は，国民健康・栄養調査による年齢階層別BMI区分を示している．男性の27.0％，女性21.4％は肥満と判定され，その割合は，男性の場合30歳代で増加し，40歳代でピークを示し高齢者で低くなるが，女性の場合は，15～19歳が最低で60歳代まで上昇する．

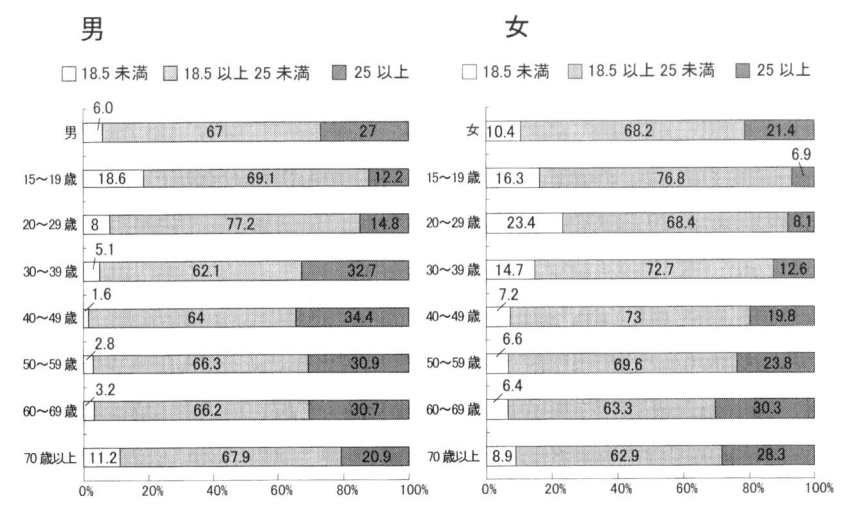

男	18.5未満	18.5以上25未満	25以上
男	6.0	67	27
15～19歳	18.6	69.1	12.2
20～29歳	8	77.2	14.8
30～39歳	5.1	62.1	32.7
40～49歳	1.6	64	34.4
50～59歳	2.8	66.3	30.9
60～69歳	3.2	66.2	30.7
70歳以上	11.2	67.9	20.9

女	18.5未満	18.5以上25未満	25以上
女	10.4	68.2	21.4
15～19歳	16.3	76.8	6.9
20～29歳	23.4	68.4	8.1
30～39歳	14.7	72.7	12.6
40～49歳	7.2	73	19.8
50～59歳	6.6	69.6	23.8
60～69歳	6.4	63.3	30.3
70歳以上	8.9	62.9	28.3

図3.5 BMIの区分による肥満，普通体重，低体重の者の割合
（平成15年国民健康・栄養調査）

5) メタボリック・シンドローム

インスリンは食事由来の血糖を脂肪細胞などに取り込ませ，血糖値を低下させる作用がある．血糖を上昇させるホルモンはいくつかあるが，低下させるホルモンはインスリンだけなので，その作用不足は血糖値の上昇を生じる．インスリンの絶対量不足とともに，インスリンの効果（インスリン感受性）の減弱が問題となる．逆に言えば血糖低下をさせるのに必要なインスリン需要量が多い状態であり，インスリン抵抗性ともいう．この状態は，血中インスリンの高値をもたらし，糖尿病のみならず，肥満や高脂血症，高血圧など様々な生活習慣病の背景となる．生活習慣病は，インスリン抵抗性を伴って同一人に重積しやすい傾向があり，メタボリック・シンドローム（metabolic syndrome）またはマルチプル・リスクファクター症候群（multiple risk factor syndrome）と称する．

最近，腹囲の増大で示される内臓脂肪蓄積に加えて，高血圧，高脂血症，高血糖のうち二つのリスクがある場合をメタボリックシンドロームと命名することになった．高尿酸血症，腎機能障害（微量アルブミン尿），炎症（CRPの上昇），易血栓性などの多彩の異常を伴うことも知られている．これらの検査を別々に評価するのではなく，内臓脂肪蓄積から血管機能異常，心血管疾患にいたるまでの流れの中で捉える必要がある（表3.2）.

図3.6（男性），図3.7（女性）は某IT関連会社の複数事業場における健診で高血圧，肥満，高脂血症，高血糖の4所見のうち，無所見，1所見，2所見，3

表3.2　10年間の虚血性心疾患罹患に対する多重危険因子の相対リスク

リスク因子	有　　無						
高血圧	−	+	+	+	+	+	+
高コレステロール	−	−	+	+	+	+	+
低HDLコレステロール	−	−	−	+	+	+	+
糖尿病	−	−	−	−	+	+	+
喫　煙	−	−	−	−	−	+	+
左室肥大（心電図上）	−	−	−	−	−	−	+
相対リスク	1.0	1.6	1.9	2.7	3.3	4.4	6.6

5）メタボリック・シンドローム

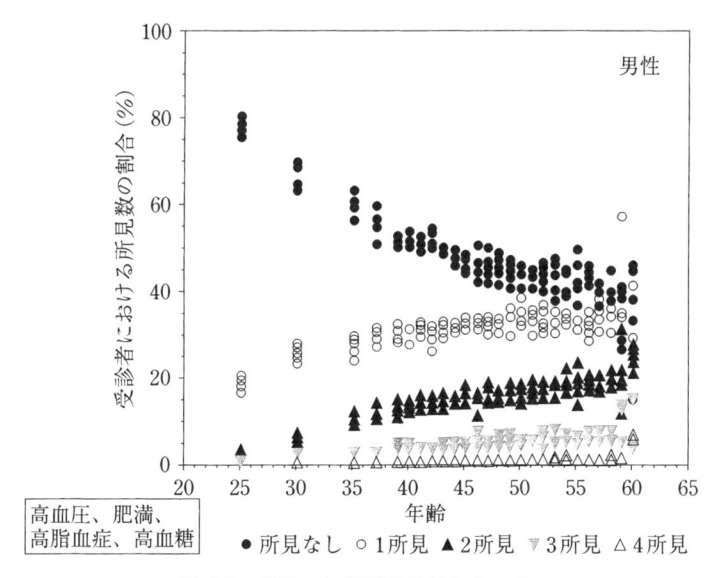

図 3.6 男性の年齢別所見数割合の変化
（IT 関連事業所一般健診結果）

高血圧、肥満、高脂血症、高血糖
● 所見なし ○ 1所見 ▲ 2所見 ▽ 3所見 △ 4所見

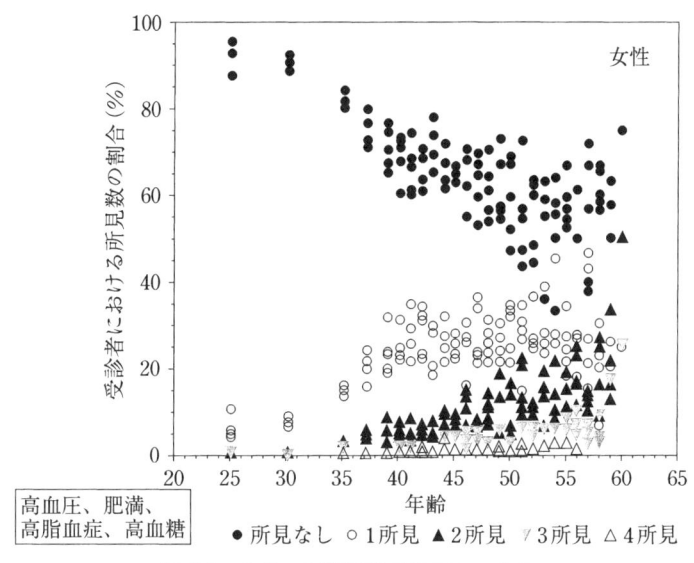

図 3.7 女性の年齢別所見数割合の変化
（IT 関連事業所一般健診結果）

高血圧、肥満、高脂血症、高血糖
● 所見なし ○ 1所見 ▲ 2所見 ▽ 3所見 △ 4所見

所見，4所見を示した労働者の割合を年齢階層別にプロットしたものである．高齢労働者ほど無所見者が減り，複数所見者が増加することがわかる．男女とも30歳代から少数ではあるが複数所見を持つ者が存在する．

6）まとめ

日本人の平均寿命と健康寿命は世界トップクラスであるが，平均寿命と健康寿命の差は，男性で6.1年，女性で7.4年なので，人生の約8％を支援や介護を受けながら過ごすということになる．一方，食の欧米化，運動不足，ストレスの増強，人口の高齢化により，肥満や糖尿病，高血圧の割合が増加し，将来生活習慣病罹患患者が増える可能性が大きい．日本人の長命は医療機関への受診のしやすさによるという考えもあり，今後ますます健康習慣の実施が重要と思われる．きたるべき少子高齢化社会では，健やかに老いるため，食を中心とする健康習慣を身につけることが必要である．

3．健康習慣の意義と現状

社会の活力の源泉は，言うまでもなく社会を構成する人々の活力である．そして，人々の活力を支えるものは心身の健康である．人々が生涯にわたって，心身の健康を保持増進していくためには，運動，栄養，休養を適度にとることが必要である．若い頃から，食事，運動，睡眠などにおける望ましい生活習慣を確立しておくことが重要である．

表3.3は，ブレスローの提唱した七つの健康習慣である．その内容は特別目新しいことはないが，ブレスローの業績は，これらの健康習慣を守った人の健康状態がよいことを疫学的に証明したことに意義がある．図3.8のようにたくさんの健康習慣を守っている人の健康度は，少ない人より高い．別の論文では，六つ以上守っている人の45歳の平均余命は三つ以下の人より11年長い．

表3.3 身体的健康と七つの健康習慣
（ブレスローら，1972）

1. 適正な睡眠時間（7－8時間）
2. 喫煙しない
3. 適正体重の維持
4. 適度な飲酒
5. 定期的な運動
6. 朝食の摂取
7. 間食をしない

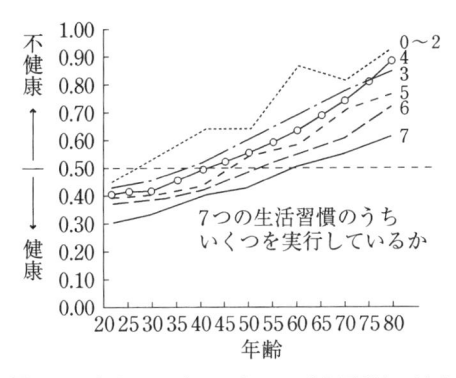

図 3.8 表 3,3 に示した七つの生活習慣の健康への影響
（ブレスローら, 1972）

1）喫 煙

　喫煙の有害性は, 発がんだけでなく, 虚血性心疾患, 慢性閉塞性呼吸器疾患, 胃十二指腸潰瘍, 妊婦への影響, 歯周病など多くの疾患のリスクとなることが知られている. 健康日本 21 で, 喫煙に関して, 喫煙の健康影響に関する知識の普及, 未成年者の喫煙をなくす, 公共の場における分煙の徹底, 禁煙支援プログラムの普及が謳われているが, 喫煙率の目標値は残念ながら定められていない.

　国民がどの程度健康習慣を守っているか, 図 3.9 は喫煙率の推移である. 平成 16 年の男性の喫煙者率は 46.9％であり, 近年低下が著しい. 一方, 女性の喫煙者率は 13.2％と低いが, 減少が鈍い. 若い女性がスタイル維持のために喫煙するという傾向が見られ, 困ったものである. 平成 18 年 4 月から健康保険でニコンチンパッチなどの禁煙離脱療法が健康保険適用になった. 1986 年に第 1 回ヘルス・プロモーション国際会議で,「健康は, 生きることの目的ではなく, 個人および社会の資源（resources）である.」と「オタワ憲章」に謳われた. 健康は何もしなければ枯渇して病気になるので, 健康投資が必要であ

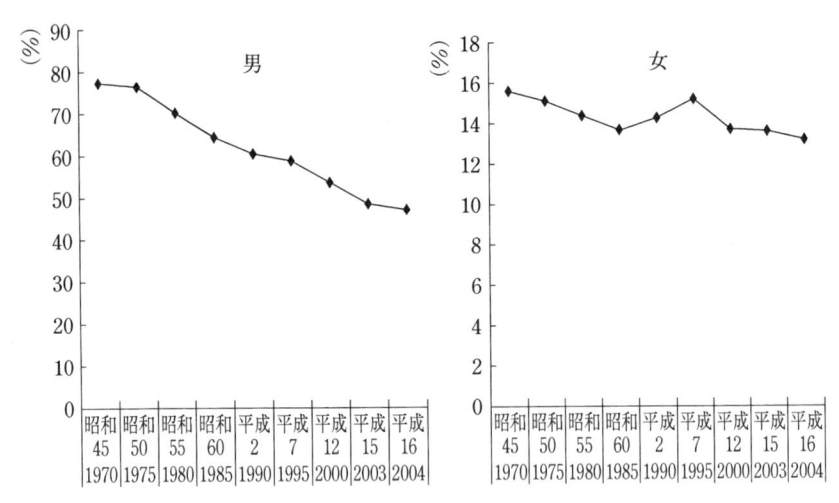

図 3.9 我が国の喫煙者率の推移
(国民健康・栄養調査)

ると日本医師会は主張してきたが，禁煙という予防活動に，初めて健康保険が適用になったことは，画期的なことである．生活習慣病は治療に反応しにくいので，予防が最も効果的である．やっとその重要性が理解されたので，溜飲の下がる思いである．

2) 運動習慣

加齢に伴い老化が進行するが，生体機能の一部では，その変化動態に可逆性が成立しうるという考えがある．その可逆性を成立させる手段が運動であり，体力や身体活動をある水準以上に維持することは，健康な長寿の獲得，理想的な加齢の達成，理想的 QOL の維持にとり不可欠な条件の一つである．これは活動的長寿に貢献する．

運動と疾患について，業務上活動的な労働者は座業従事者に比べ，冠動脈疾患発症率が低いという報告を嚆矢とし，その後生活習慣病や寿命に対する運動の有益性が多く証明されている．高血圧発症予防に中-高強度 (4.5 METs 以上) の運動が有効であり，糖尿病の発症も，週当たりの日常身体活動

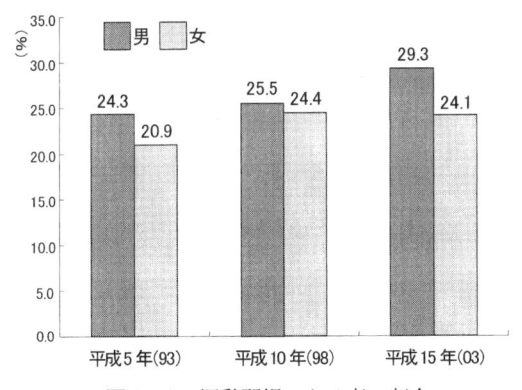

図 3.10 運動習慣のある者の割合
（平成15年国民健康・栄養調査）

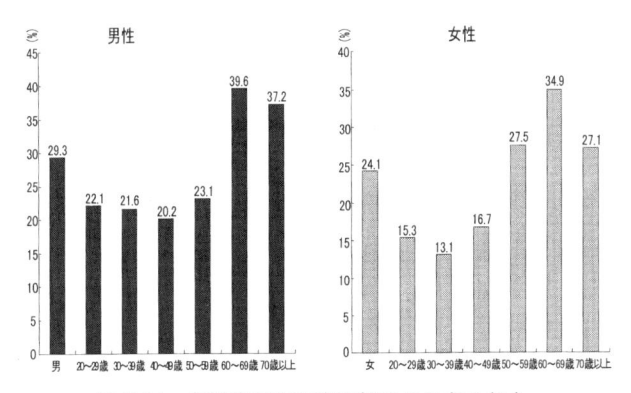

図 3.11 年齢階層別運動習慣のある者の割合
（平成15年国民健康・栄養調査）

量が高い者ほど相対危険度が低いことが観察されている．一方，高脂血症に対しては，定期的な高強度トレーニングが必要であるとの調査が報告されている．身体活動度と冠動脈疾患との関係は，数多く見られるが，4.5 METs (metabolic equivalents) の運動を開始することが，発症の予防に効果的であると報告されている．脳血管疾患との関係は，効果があるとするものもあるが，身体活動度との関係はU字型であるとするものもある．脳血管疾患には，脳出血と脳梗塞があるので，それらのリスクが異なる可能性が指摘されている．

全死亡についても身体活動度による抑制作用が観察されている.

運動習慣のある者の割合は，平成5年と比べて男女とも平成10年，15年に増加している（図3.10）．平成15年に，男性は3割，女性は2.5割の人が運動習慣を持っている．年齢階層別にみると男性は20歳代から50歳代とも20％程度であるが，60，70歳代で40％に近い．女性は70歳代で下がるが，高齢者ほど高い割合を示す（図3.11）．

健康日本21では，意識的に運動をしている人の割合を2010年に男女とも63％以上に，日常生活における歩数を，9,200歩以上（男性），8,300歩以上（女性），運動習慣を39％以上（男性），35％以上（女性）を目標としている.

3）まとめ

ブレスローの七つの健康習慣は，エビデンスに基づいた健康習慣として提唱され，健康教育を行う上で貴重なツールとなるが，七つが同じ重み付けされている点について批判がある．たとえば喫煙と間食では，健康影響に対する大きさが異なることは明らかである．この限界を認識した上で，健康習慣を評価することが必要であろう．健康日本21では，喫煙，運動の他，ストレス対応，睡眠，自殺者の減少，飲酒，歯の健康，歯周病予防などの目標が挙げられている.

喫煙と運動については，前述のように，重要性が認識され改善してきているが，食に対する啓発活動は，やや遅れているように感じる．食について少し詳しく述べたい.

4．食事の状況と食育の重要性

子どものころの食習慣は，成長してからも習慣として残ることが多くみられ，影響が大きい．また，成長期である子どものころの望ましい食習慣は，心身の健全な成長に不可欠な要素でもある．子どものころから望ましい食習慣を身に付けることは，人々の心身の健康につながり，ひいては社会全体の活力を増進するための礎となる.

1) 朝食の欠食状況

図3.12は平成12年度の児童生徒の朝食摂取状況と，平成17年度の私立大学医学部学生の状況である．時期が異なるので，正確に比較はできないが，医学生の朝食欠食率が男性で3割，女性で1.5割であり，将来健康教育を行うべ

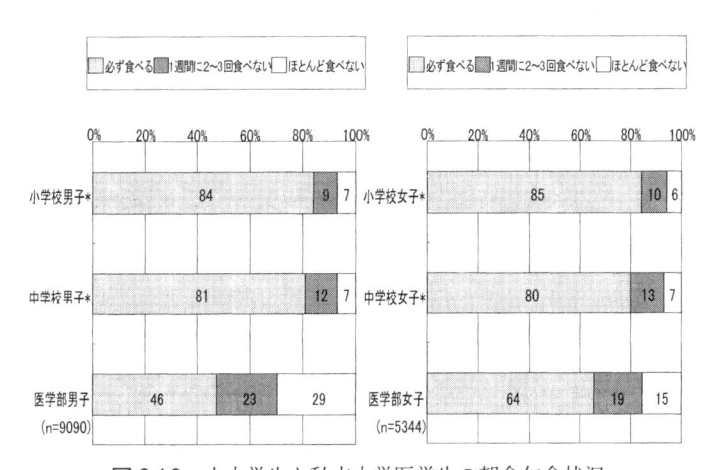

図3.12 小中学生と私立大学医学生の朝食欠食状況
（＊ 平成12年度児童生徒の食生活など実態調査，平成17年度私立医科大学・医学部学生生活実態調査）

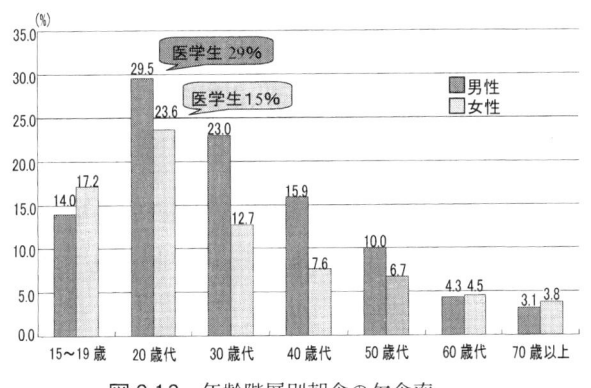

図3.13 年齢階層別朝食の欠食率
（平成15年国民健康・栄養調査）

き医学生の食生活の乏しさに驚く．全国のデータでも20歳代男性の朝食欠食率は3割程度で，医学生と変わらず，女性は23.6％で，医学生の方が低かった（図3.13）．欠食率は20歳代をピークに高年齢層で低率になるが，動脈硬化のリスク要因が形成される可能性のあるこの時期の食事の不規則性には注意が必要と思われる．

私立医大学生の朝食欠食の要因を検討すると，図3.14は住居別に欠食率をみたもので，自宅から通学している学生より，その他の住居に住む学生で完全欠食率が高い（$p < 0.001$）．図3.15は，留年を経験した学生の完全欠食率が

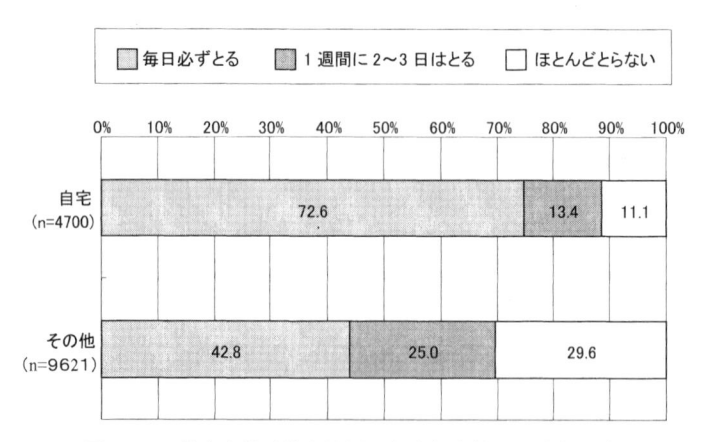

図3.14 私立大学医学生住居別朝食欠食状況（平成15年）

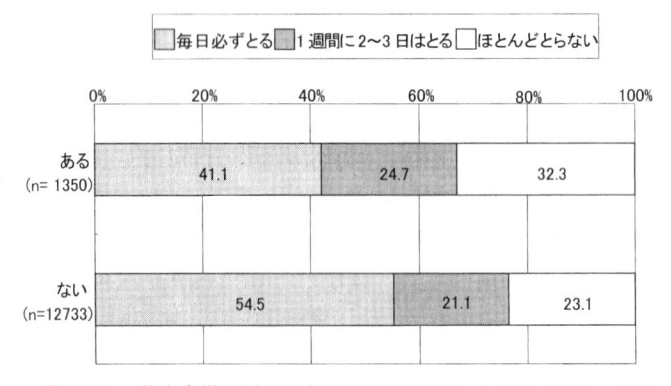

図3.15 私立大学医学生留年の経験と朝食欠食状況（平成15年）

しない学生より高率であることを示している（p＜0.001）．規則正しい生活が，勉学にも影響する可能性を示している．また図3.16は，健康に配慮する学生の方が，気にしていない学生より完全欠食率が低いことを示している（p＜0.001）．

児童生徒で，朝食欠食の理由を調べた調査では，「時間がない」，「食欲がな

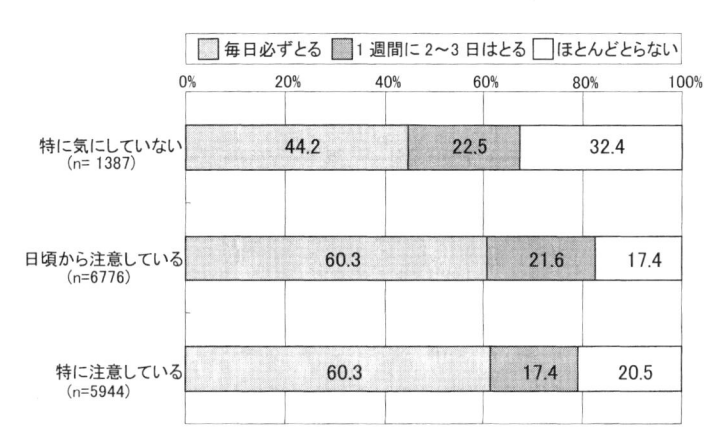

図3.16　私立大学医学生の健康配慮と朝食欠食状況（平成15年）

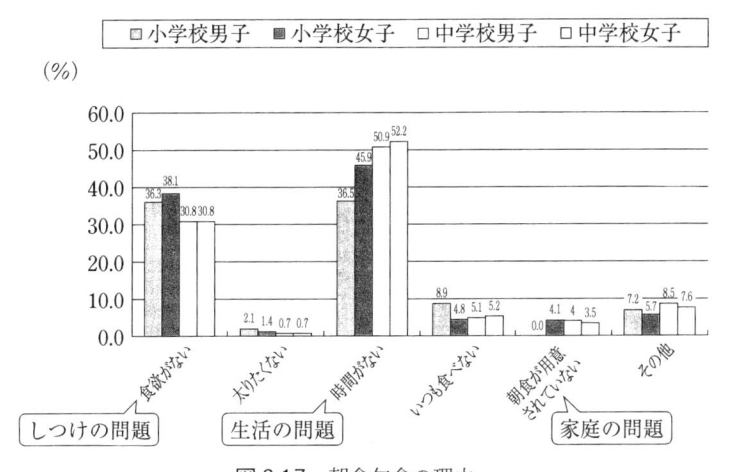

図3.17　朝食欠食の理由
（平成12年度児童生徒の食生活など実態調査）

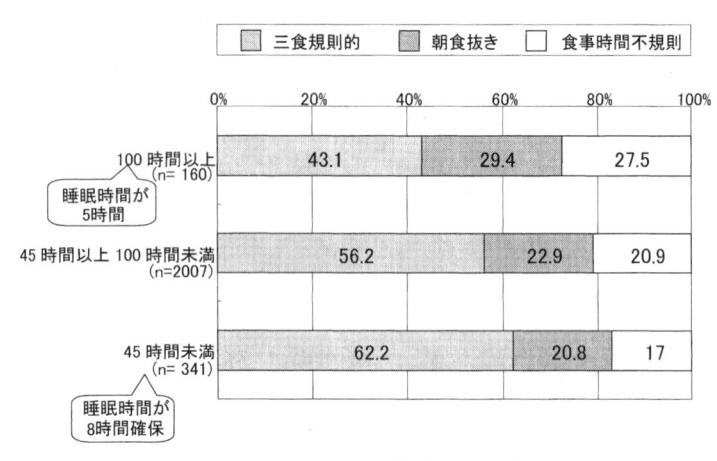

図3.18　月時間外労働時間別食事摂取状況
（某IT産業事業所調査）

い」などのしつけや生活の問題が示唆されている．低率であるが，「朝食が用意されていない」という悲しい理由もある（図3.17）．

労働者における食事摂取状況を，月残業時間別に調査した我々の検討では，100時間を越えると朝食抜きや食事時間不規則の割合が増加していた（$p < 0.001$，図3.18）．

2）野菜摂取

国民健康・栄養調査で，緑黄色野菜とその他の野菜の摂取量を調べているが，健康日本21で勧められている合計350g以上の目標値を，男女とも満たしていない（図3.19，図3.20）．平成15年の野菜摂取量は，293gである．年齢階層別では，70歳以上を除く高齢者で摂取量は増加する傾向が見られる．

3）飲　酒

飲酒の頻度は，男性の35％が「毎日」，9％が「週5，6日」と回答している．一日当たりの飲酒量（清酒に換算）が900ml以上，720〜900mlで週5日以上，540〜720mlで毎日の人を多量飲酒者とすると，男性の5.4％が該当する．

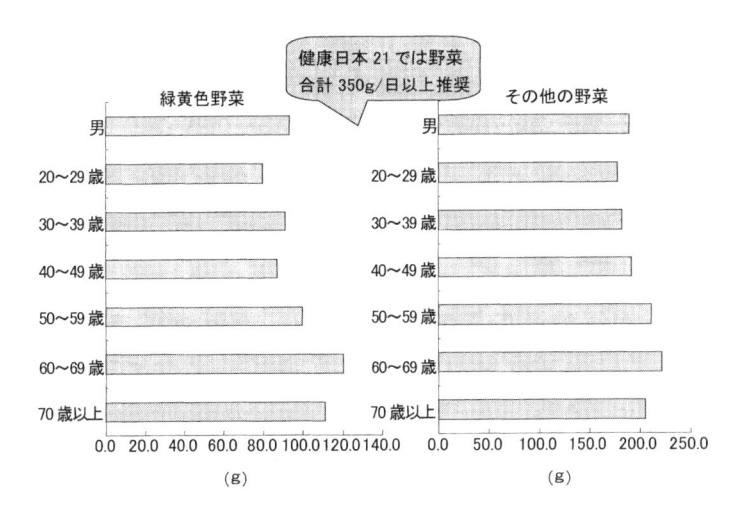

図 3.19　野菜摂取量（男性）
（平成 15 年国民健康・栄養調査）

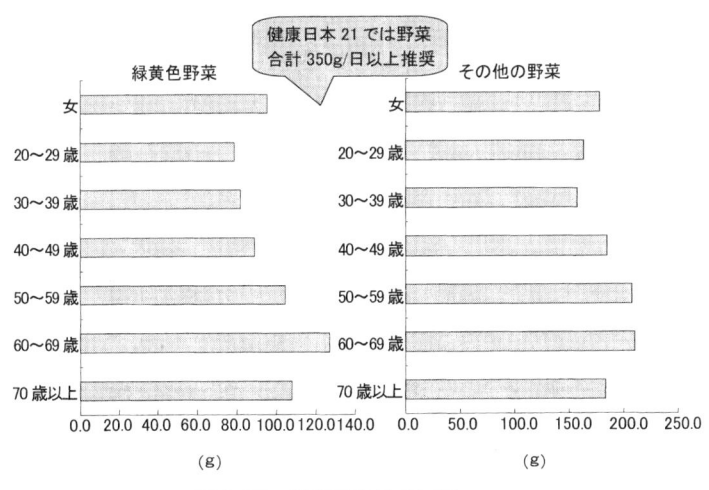

図 3.20　野菜摂取量（女性）
（平成 15 年国民健康・栄養調査）

適量の飲酒は，心筋梗塞発生のリスクを減らすという報告があるが，一方では，高血圧の発生を増やす要因にもなるので，毎日飲酒をせず，週2日程度の休肝日をおいて，2合を超えない程度の飲酒が望ましい．

飲酒はアルコールの有害性に目が向けられるが，アルコール1g当たり6kcalのエネルギーを産生するので，エネルギー源としても注意が必要である．食事のカロリーを抑えても，お酒を沢山飲めば，そのカロリーを加算せねば適正体重は保たれない．しかも空腹時に飲酒すればエタノールの吸収は早いので血糖も速やかに上昇し，インスリンの分泌も急速に起きるので，すい臓を傷めることになる．

4）健康日本21での目標値

健康日本21は2000年4月からスタートした21世紀の新しい国民健康づくり運動である．その目的は，生活習慣病の一次予防を強力に推進し，早世（早死）や要介護状態を減少させ，健康寿命の延伸を図ることである．栄養・食生活には，2010年に達成すべき数多くの目標が定められているので，その部分のみ抽出して表3.4に掲げる．

5）食生活上の問題点

現代日本人の食生活上の問題点を列記すると下記のとおりである．
(1) 朝食の欠食
　朝食欠食率は，肥満，糖尿病を引き起こす悪い生活習慣である．
(2) 六つの「こ」
① 孤食（個食）：一人で食事を食べる習慣はしつけの上からも栄養の面からも好ましくない．最近人と一緒に食事が出来ない子供が増えているという．家庭団欒が少なくなった弊害であろう．
② 固食：好きな種類の食事だけを食べるので，栄養のバランスが悪くなる．
③ 粉食：小麦粉の食，すなわちパン食が増え，穀類の主食が少なくなっている．
④ 子食：共稼ぎ家庭のため，子供だけで食べる食事が増えている．
⑤ 小食：スタイルを気にして，食事の量を減らす傾向が見られる．
⑥ 濃食：外食や弁当の味付けは濃いので，塩分や脂肪の摂りすぎが懸念される．

表 3.4 栄養・食生活の目標

項　目	現状 (1997)	2010年
適正体重を維持している人の増加 　児童・生徒の肥満児 　20歳代女性のやせの者 (BMI < 18.5) 　20〜60歳代男性の肥満者 (BMI > = 25) 　40〜60歳代女性の肥満者　（同上）	10.7 % 23.3 % 24.3 % 25.2 %	7 %以下 15 %以下 15 %以下 20 %以下
脂肪エネルギー比率の減少	27.2 %	25 %以下
食塩摂取量の減少（成人）	13.5 g	10 g 未満
野菜の摂取量の増加	292 g	350 g 以上
カルシウムに富む食品の摂取量の増加 牛乳・乳製品	107 g	130 g 以上
豆類 緑黄色野菜	76 g 98 g	100 g 以上 120 g 以上
自分の適正体重を認識し，体重コントロールを実践する人の増加　　男性 (15歳以上) 　　　　　　　　　女性 (15歳以上)	62.6 % 80.1 %	90 %以上 90 %以上
朝食を欠食する人の減少 　中学生・高校生 　男性 (20歳代) 　女性 (20歳代)	6.0 % 32.9 % 20.5 %	0 % 15 %以下 15 %以下
量，質ともきちんとした食事をする人の増加（1日最低1食，きちんとした食事を，家族など2人以上で楽しく，30分以上かけてとる人の割合）　　成人	56.3 %	70 %以上
自分の適正体重を維持することのできる食事量を理解している人の増加　　成人男性 　　　　　　　　　成人女性	65.6 % 73.0 %	80 %以上 80 %以上
自分の食生活に問題があると思う人のうち，食生活の改善意欲のある人の増加　　成人男性 　　　　　　　　　成人女性	55.6 % 67.7 %	80 %以上 80 %以上

(3) ファーストフード全盛

　ファーストフードは，脂肪や塩分の量が多いので，毎日食すると肥満の原因になる．外食をするならスローフードの方が好ましい．

(4) 間 食

長時間労働では，夕食の時間が遅くなったり，夜間に間食をする傾向がみられ，摂取エネルギー過剰のため肥満になる傾向がある．

(5) 伝統食の減少

低脂肪，低カロリー，多種食材の日本の伝統食の摂取機会が減少している．米の消費は，1960年に118 kg/人・年であったが，1998年には65 kg/人・年に半減した．

(6) 速食，ながら食

時間の節約のため，食事のスピードが速かったり，テレビを見たり，書物を読みながらの食事形態が増えた．

(7) 家族団欒食事の減少

長時間労働，専業主婦の減少など労働状況の変化により，家族団欒をしながら食事をする機会が減少し，食文化へのひずみがでている．

6）食 育

近年，食生活を取り巻く社会環境の変化などに伴い，偏った栄養摂取などの食生活の乱れ，肥満傾向の増大，過度の痩身などが見られており，増大しつつある生活習慣病と食生活の関係も指摘されている．ペットボトルの清涼飲料水を大量に飲んだため，重症糖尿病になって入院する若人が見られる時勢になってしまった．望ましい食習慣の形成は，今や国民的課題となっているともいえる．また食の安全，食の海外依存，伝統的食文化の喪失も指摘されている．このような背景の下で，平成17年6月17日に「食育基本法」が制定された．

教育の三本柱である「知育」，「徳育」，「体育」に加え，医療専門職教育では，「技育」も重要であり，四本柱の基礎として「食育」が位置づけられなければならない．「食育」とは，様々な経験を通じて「食」に関する知識と

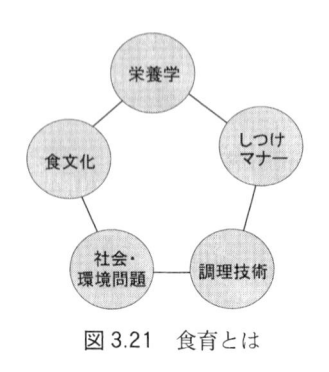

図3.21　食育とは

6）食育

「食」を選択する力を習得し，健全な食生活を実践することができる人間を育てることである．「食生活」には食の安全，食の栄養，食文化などが含まれる（図3.21）．

医療者は食生活について，地域・職域の場で，健康人および有病者に食育を行う機会がある．したがって学生の頃から食生活の重要性を認識し，具体的な実施法，教育法について，知識と実践を習得しておく必要がある．最近，栄養機能食品，特定保健食品が保健機能食品制度により設定されており，医療職として知識と見識をもっておくべきである．安全で，身体によい食品やサプルメントの選択・摂取法を理解しておくことは，健康教育を行う上で必要と思われる．

食育には，都市と農山漁村の共生・対流という目的もある．都会人が農林漁業体験や田舎暮らしを行うなど，都市と農山漁村を行き交う新たなライフスタイルを広め，人・物・情報の行き来を活発にする．これにより消費者と生産者の「顔の見える関係」を構築し，信頼関係を築き，消費者に安心を与え，無駄な消費をなくすことが期待できる．

都市住民の農山漁村に住みたいという希望についての世論調査では，平均すると20.6％の人が希望しており，とくに団塊世代の50歳代男性と20歳代

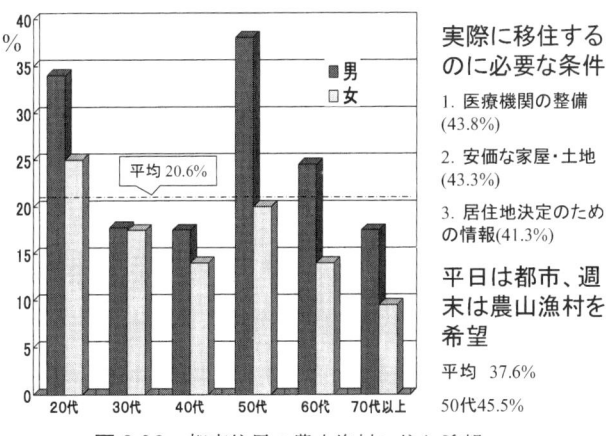

図3.22 都市住民の農山漁村に住む希望
（平成15年都市と農山漁村の共生・対流に関する世論調査）

男性に多い（図 3.22）．ただし実際に移住するのに必要な条件として，医療機関の整備（43.8％），安価な家屋・土地の取得（43.3％），居住地決定のための情報（42.3％）が挙げられている．また平日は都市，週末は農山漁村を希望している人も 37.6％に達する．

5．食科学の提言

食育の基盤に，食全般に関する科学的根拠を収集し，検証することが必要である．食の安全，栄養，食文化，調理，社会・環境に関する包括的総合科学とする必要がある．食品化学，食品衛生学，栄養学を基盤とするが，食文化，生態学，環境学，教育学などの分野を統合して展開する必要があると思

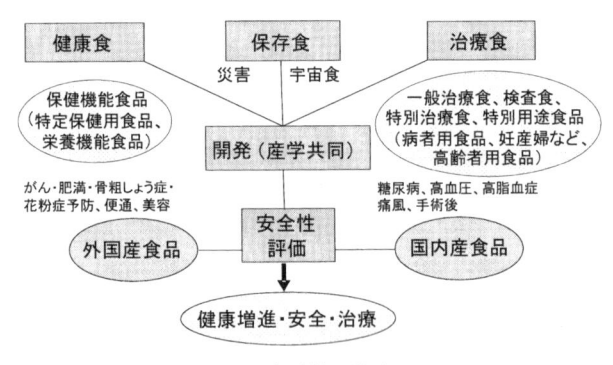

図 3.23　食科学と健康

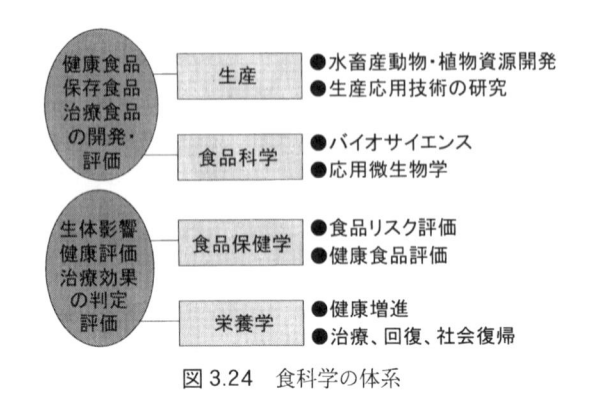

図 3.24　食科学の体系

われる（図 3.23）．具体的には，健康食，保存食，治療食について，栄養，安全面での開発と検証を科学的に行う．健康食，保存食，治療食の開発は重要であるが，科学的にこれらの安全性と効果の評価を行うことは同様に重要である．食品の生産，食品科学，食品保健学，栄養学などの学問体系を統合する必要があると思われる（図 3.24）．

「食育」の教育上の評価も科学的に行われるべきである．「食品」に限定せず，「食」全体を包括し，従来の食品科学を食科学として体系化することが必要と思われる．

1）栄　養

適切な栄養摂取は，生活習慣病の予防と治療において重要な位置を占めており，食品を製造する農業の国民生活に対する寄与はきわめて大きい．スナック菓子やインスタント食品などの摂取が，高脂肪・高塩分摂取など偏った栄養摂取を生んでいると危惧されている．健康から疾病，回復の各段階で，健康増進活動，健康診断，高度医療，総合的医療と食科学がどのように関わるかを図 3.25 に示した．食科学は全ての段階で関与することがわかる．

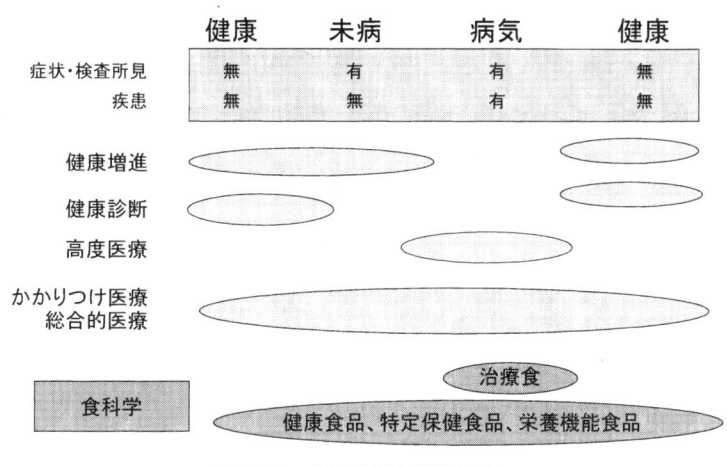

図 3.25　健康状態と保健医療

2) 安　全

　食品の安全性の観点から国民が感じる不安の程度を項目別にみると，図3.26のように，汚染物質，農薬，家畜用抗生物質，有害微生物（細菌，ウイルス），遺伝子組換え食品，BSE（牛海綿状脳症），食品添加物，いわゆる健康食品の順であった．有機水銀，カドミウム，ヒ素などの食品汚染は，世代を超えて健康影響を及ぼす可能性があり，国民の最も強い関心が集まっている．科学的にリスク評価を行い，リスクコミュニケーションを専門家の立場で行える体制を整備する必要がある．

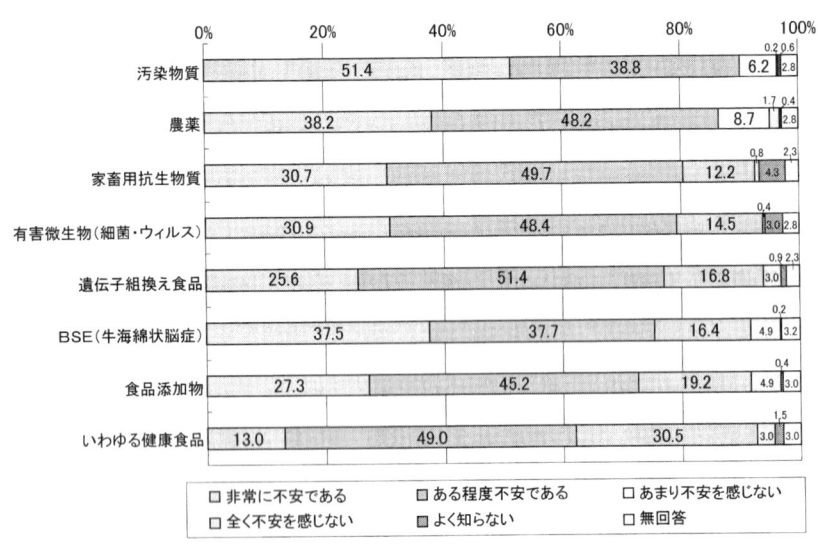

図3.26　食品の安全性の観点から感じる不安の程度

3) 食文化

　食品は栄養学的価値もあるが，食文化として生活を豊かにする要因としても重要である．家族そろって団欒しながら摂る夕食が子供の教育，家族全員のメンタルヘルス，栄養に与える影響を科学的に評価することも食科学の範囲となる．

食の伝統は，その土地に適した祖先からの言い伝えであり，食品衛生的にも栄養学的な評価が必要である．また文化論的にも検討することができると思われる．

4）環　境

写真（図3.27）は東京近郊にある違法な産業廃棄物の最終処分場である．左（A）の写真を見ると，一見団地造成のようであるが，上から下を見下ろした右（B）の写真では，車をシュレッダーにかけた廃棄物などありとあらゆるものが埋蔵されていることがわかる．工業化が進むと，消費が景気をよくするので，当然このような廃棄物が大量に発生する．通常は，消費者に見えない場所で処分されるが，違法な業者の手にかかると身近なところに廃棄される．あたかも消費者に警告を与えているようにも見える．炭酸ガスの放出も廃棄物と同様，生活を豊かにする「つけ」であり，地球の温暖化を防止することはきわめて難しい課題である．

しかし，工業化前には農漁業により資源循環型の生活を送ってきたのだから，必要性を感じれば，一部後戻りして工業化と調和の取れた生活を送れるはずである．農医連携を基盤とした食科学は，持続可能社会の創生に取り組む入り口ともなりうる．

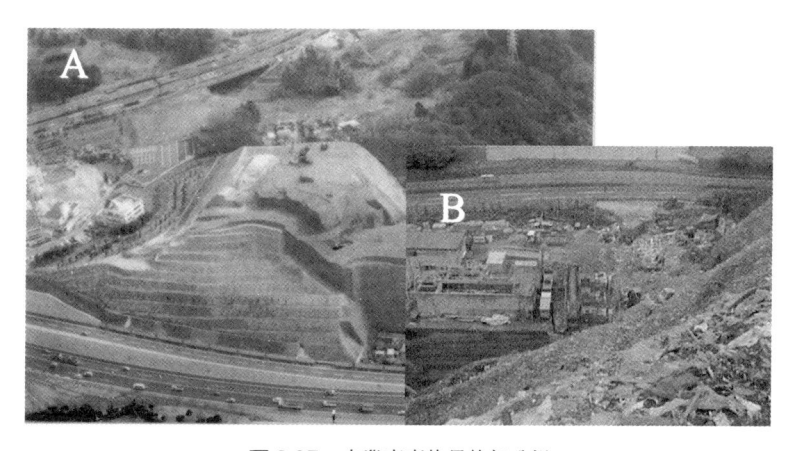

図3.27　産業廃棄物最終処分場

都市と農山漁村の共生・対流を進め,「食」に関する消費者と生産者との信頼関係を構築することは,いわば消費者と生産者の「顔の見える関係」を構築することになる．消費者としては,食に関する理解と関心が増進され,顔の見える生産者が作った野菜などに対して安心感が深まるとともに,それらを無駄に消費することはできなくなり,食料資源の有効な利用の促進が期待できる．これらが,ひいては環境と調和のとれた農林漁業の活性化に資すると期待される．

6. 農医連携推進のために

人の保健・医療を推進する医療従事者は,医療や健康教育の場で,身をもって「食育」を実践し教育する立場にある．医療学は「食育」について科学的に検証し,食育の手法を開発することができる．農学と医療学の教育組織を利用して農医連携の具体的な目標として食科学を推進するべきであろう．

学問はその進歩と共に分化の道を歩んだが,専門分化のため,学際的な課題を投げかけられた時,その分野だけで解決することが難しくなった．そのために複数の専門分野の連携や共同研究が図られているが,連携には相当のエネルギーを必要とする．そのため,目的が漠然としている場合は,効果的

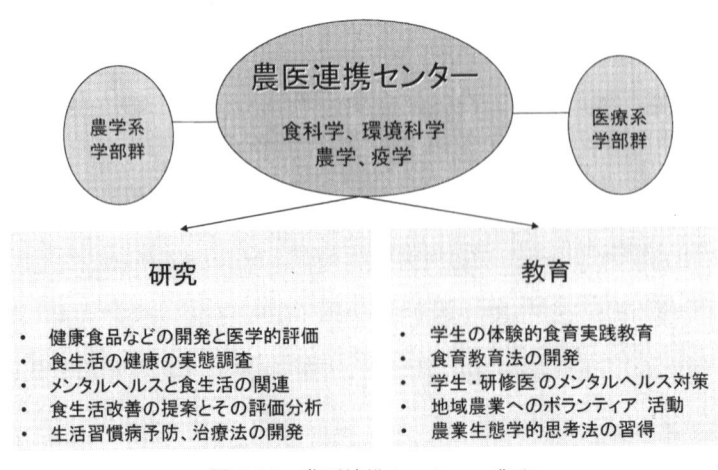

図 3.28 農医連携センターの業務

に機能することが少ない．農医連携という新しいコンセプトの下で食科学を推進するためには，下記のような具体的な目的を掲げて，農医連携センターまたは，食科学推進センターを組織して，教育・研究・医療面での活動を推進する必要があると思われる（図3.28）．学際的な活動になるので，特定の学部を構成するより，食科学に興味を持つ農医系学部の教員が集合する活性化すると思われる．

その主たる目的は，研究と教育であるが，食の栄養，安全，文化について，医療として実践し，地方自治体との連携による住民への啓発活動，企業との連携による産学共同事業や，学園内での事業化も行うべきである．

1）教育活動

生命科学の総合大学という本学の特徴を生かし，農学系学部と医療系学部の交流により食育を強力に推進する．農学系学生としては，生産する食品や環境保全が，健康とどのように関わるかを理解することができる．医療系学生は，日常摂取している食品の生産過程を理解することにより，食品安全・栄養や環境の問題点を認識することができる．また持続可能社会を目指す農業生態学的思考法を習得することができる．

（1）学生の体験的食育実践教育

医療系学生が農学系学部において食品生産の実習を行い，農学系学生が医療現場で医療の実態を見学する農医交流教育を実施する．講義で覚える知識より，現場経験で得られる収穫は大きいと思われる．

（2）食育教育法の開発

農学系および医療系学部で行われている講義，実習などを電子媒体で教育に利用できるよう教育ソフトを開発・作成する．また農医両系学部学生が相互の意見を交換できるようなカリキュラムを作成する．

（3）学内食生活改善運動の実施

学生が日常生活で，適切な食生活を実施できる環境を整備する．また食に関心を持てるよう，食品に栄養成分を表示する．定期的に食生活の調査を行い，学生自らが重要性に気づくような活動を行う．

(4) 農医連携による学生のメンタルヘルス対策

医療系学部に適応できない学生に対し，学校医の判断により，本人の希望があれば，転地療法的に農学系学部に一時的に移動し，アニマルセラピーなどを実施する．

(5) 地域農業へのボランティア活動

週末および休暇中に農学系学部および相模原地区農業活動へのボランティア活動を行えるよう環境整備する．

2）研究活動

(1) 栄　養

① 健康機能食品の効果判定および安全性評価

国民の健康志向を背景に各種の健康機能食品が販売されているが，その人に対する効果は科学的に証明されていなものが多い．また時に健康障害など安全性の面で問題になる場合がある．食品の安全性，栄養的効果を科学的に判定できる体制を作り，産学協同事業を展開する．これらの食品やサプルメントを製造する企業の委託を受けて，一部事業化することも可能と思われる．

② 保存食品などの開発

タンパク源として，動物・魚類の食品価値は重要であり，宇宙食，災害時の保存食を想定して，保存食の開発作成を農学系学部で行い，安全性・栄養性を医療系学部で評価する．

③ 食生活改善のための具体策の提案のその評価分析

高エネルギー・塩分食事の弊害が，メタボリックシンドロームの発生に寄与しているので，国民が食に対して興味を持ち，適正な食生活を実施できうる行動学的手法を作成し，行政に提言する．食生活チェックリストを開発し，定期的に自己の食生活を検証できるソフトを開発する．

④ 食品による生活習慣病予防，治療法の開発

生活習慣病予防および治療に利用できる食品を開発し，それらの安全性・有効性を科学的に証明する．

(2) 安　全
① 食品含有物質の分析

委託により，食品に含まれる有害化学物質や抗生物質の測定を行い，安全性について評価する．新規添加物質について，動物を用いた有害性評価を行う．学内の専門領域をリストアップし，分析評価グループを形成する．

② 食品含有物質の無毒化

生物を用いた食品有害物質の無毒化と自然還元手法の確立をめざす．

(3) 食生活の文化と健康
① 住民における食生活の実態調査と改善点の指摘

保健所などと連携して，住民における孤食，外食，中食，朝食欠食の食生活の現状調査を行い，食文化上の特徴を把握し，保健上の問題を検討する．

② メンタルヘルスと食生活の関連

住民における，食習慣の精神保健への影響を評価することを目的に調査研究を行う．拒食，大食など精神的変調の食生活への影響，身体的影響について調査研究を行う．

③ 生活習慣病を食習慣でどこまで治せるかという研究

高血圧，糖尿病，高脂血症，肥満，痛風などの生活習慣病に対する，適切な食事療法を根拠に基づいて作成する．

(4) 医　療

北里大学病院あるいは北里大学東病院に健康学習センターを設置し，メタボリックシンドロームなどの人達に対する食生活指導，運動療法など生活習慣の改善により，健康を維持し，健康破綻を予防する相談機能を行う．農医連携センターと病院各部門との関係は図3.29のような連携が考えられる．薬だけに頼らず，食により健康を維持・増進，治療，回復する医療を展開することは，日本の医療の方向性を示す可能性があると期待される．

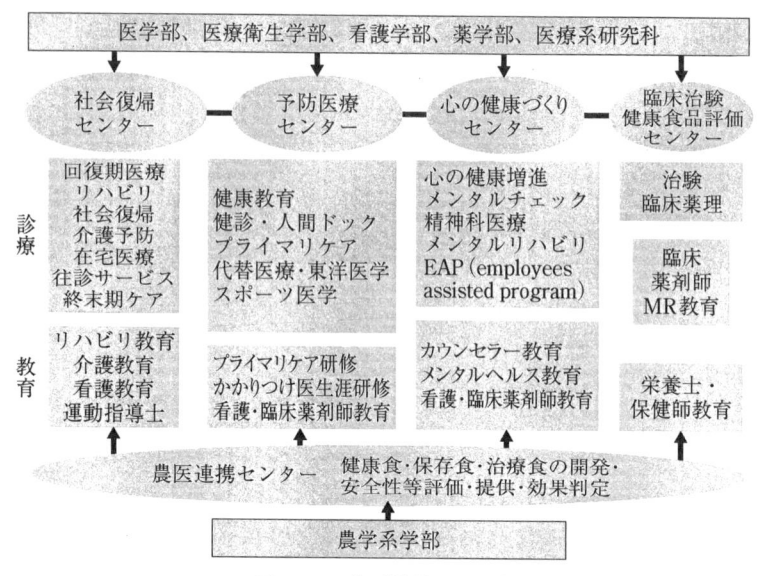

図3.29 農医連携の具体案

3) まとめ

持続可能な社会をめざす中で，健康的な生活を送るために，農医連携による食育，食科学の展開はきわめて大きい貢献を果たすと思われる．食育は，知育，体育，徳育，技育の基盤となると考えられ，学生教育においても重要な位置を占めると考えられる．したがって教育，研究，食文化，医療を横断的に統合する農医連携センターを形成し，全学的に農医連携事業を展開することが望まれる．

参考文献

1) 食育基本法研究会：早わかり食育基本法，大成出版社，東京 (2005)
2) 山崎先也：疫学研究からみた老化・寿命と運動，健康スポーツ科学．浅野勝己，田中喜代次 編著，pp 104-119, 文光堂，東京 (2004)
3) 嶋野道弘，佐藤幸也：生きる力を育む食と農の教育，家の光協会，東京 (2005)
4) 地域における健康日本21実践の手引き，厚生省・(財) 健康・体力づくり事業財団,

東京（2000）

5) 曽根博仁，山田信博：代謝内分泌機能と運動・スポーツ．健康スポーツ医学．浅野勝己，田中喜代次編，pp 51-64 文光堂，(2004)

6) 岡崎　勲，豊嶋英明，小林廉毅編：標準公衆衛生・社会医学，医学書院，東京（2006）

7) 松田　覚 編：食 Up to Date：食と健康・食と安全・食と環境，金芳堂，京都（2005）

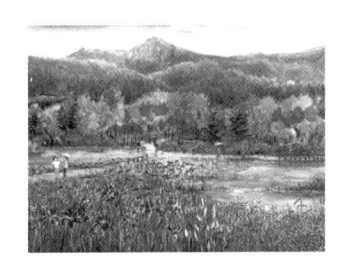

第4章 食農と環境を考える

進士 五十八
東京農業大学教授・前学長

1. 「農業の工業化」の負の側面

1992年, リオ・地球サミット. 1993年, 環境基本法. 1999年, 食料・農業・農村基本法. 2000年, 循環型社会形成推進基本法. 2001年, 森林・林業基本法. 2002年, 自然再生推進法. 2003年, 環境教育法. 2004年, 景観・緑三法. そして2005年6月, 議員立法で食育基本法が成立した. 人間の健康の基本である「食」の乱れを正そうという主旨は余りにも当たりまえであるが, 現代文明の異常性が「食」にまで及んでいる証左である.

ここでいう現代文明の異常性とは, 全ての経済活動において「効率第一主義」が徹底的におしすすめられてきたことである.

人間の生命や健康, 環境の健全性や持続性をも犠牲にしてまで効率最優先, 経済最優先がおしすすめられてきたこと, 人類生存の大前提である地球のエコシステムの持続性や生物多様性を無視しての効率主義という点で, 正確には「部分効率第一主義」であったということが大問題だったのである.

大胆かつ直截的に言えば, この「部分効率第一主義」は近代科学の方法, 具体的には「工学的発想」に由来するといえる. たとえば限定された条件設定の

下で最も効率のよい最大値を実験的に明らかにし，これを閉鎖系の機械によって生産システム化する．その例が廃水処理費の低減を図るためにそのコストを外部経済に任せる形（公害・環境破壊）で生産性と競争力を高めてきた化学工業である．もちろん，残念ながら，現代農業も同様の失敗を重ねてきたといわざるを得ない．

近代農業の始まりは，ベルギーの化学者ジャン・バプチィサ・バン・ヘルモント（Jan Baptisa Van Helmont, 1577-1644）のヤナギの木の育成実験からといわれているが，その後19世紀以降の化学肥料，化学合成農薬，機械化などの研究と技術開発の飛躍的進展，石油の発見によるエネルギー価格の低下があいまって「農業の工業化」が本格化，ついには Rachael Carson の『Silent Spring』を招来してしまったのである．

近年，「農」の多面的機能が叫ばれ，とくに農林の環境保全上の意義が語られるが，部分効率主義による工学的発想に由来する相変わらずの農業技術開発研究によっているだけでは，環境問題の根本的解決はあり得まい．

2．「農」の多義性と多面的機能性

経済活動なくして人間生存もあり得ないのだから経済合理性は不可欠だ．がしかし，地球全体の生態系の持続性を保全しつつ，また全身が有機的に関係し合いバランスがとれていてこそ維持される人体の健康を考えれば，「全体効率の観点」をもつことが強く求められるのである．

東京農業大学の学術フロンティアプロジェクト（松田・藤本ら，2005）が，エコロジーとエコノミーが両立できる新農法を目指して「エコ・エコ農業」を標榜しているのは，そうした方向を目指す具体的チャレンジといってよいだろう．

1961年の農業基本法以来のこれまでの農政が，①産業としての「農業」の経済生産性の向上にのみ主たる関心をもって政策化事業化をすすめてきたのに対し，筆者は②空間としての「農地」，③人的資源としての「農民」，④文化伝承，後継者育成，営農生活単位としての「農家」，⑤地域社会としてのまとまりと政治・経済・社会・文化・歴史継承集団単位としての「農村」など，全

てを鍵カッコつきの「農」として表現し,「生産財」のみならず「生活財」,「文化財」,「環境財」でもある「総合財」としての思考方法や認識方法を主張してきたのも,また,第二次食料・農業・農村基本計画において「農」の風景という表現を多用せしめたのも,全体性の観点が重要だと考えてきたためである.

ところで,農林漁業は国土全域をカバーする唯一の産業として,環境保全上そのあり方がきわめて重大である.「農」の多面的機能が十二分に発揮される農法の確立が政策化されるべきである.

ちなみに日本学術会議の試算(2001年)では,農業の多面的機能が8兆3,000億円/年,また森林70兆3,000億円/年となっている.しかし筆者の実感では少なすぎる.トヨタ自動車1社だけの年商でも農業の2倍,16兆円だからである.

EUのデラールが「通貨より重大なのは農業です.農業は文化ですから」と言っているのも,筆者が「百姓(ひゃくせい)イコールたくさんの能力を必要とする仕事であり,またたくさんの能力を発揮できる仕事である.その生き方としてのトータルマンは,分業化社会・工業社会にあってもなお不可欠」であると独自の定義を試みてきたのも同じ趣旨からである.おそらく「緑」や「農」の価値には,計量できない無限の意義があるというのが本当であろう.

3.「人間と環境」の自然性と全体性

近代農学に始まり,現代農業が「分化・分業化の工業モデル」に追随した結果,元来ホリスティックな存在であった地球や人間をも,混乱させ劣化させてしまった.

いまこそ正に,本来,環境と共生しつつ持続的に食料を生産してきた農業の有機性を回復すると共に,人間自体の「全人性」の回復をも図らなければならない.

「農」の風景という言葉に,筆者は,農業そのものの多面性・多義性・全体性を,「百姓」という言葉に人間自体の生物性や全人性の回復への期待をこめたいと思う.

そのことからも,「食と農と環境」を考えるのに最も大切なのは,「風景の

目」すなわち全体性・総合性，ホリスティックの視点に立つことだと主張したい．

　私のこうした発想は，Landscape Architect（ランドスケープ・アーキテクト，造園家）の見方である．土地・自然性（land）と全体・総合性（scape）に立脚する見方である．そんな視点から筆者は，拙著『「農」の時代』[1]（学芸出版社，2003年）に「20世紀は農村の都市化をすすめた時代」「21世紀は都市の農村化をすすめなければならない時代」となるべきであると書いた．何故いま「農」かというと，相対的には，20世紀の負の遺産としての高密人工巨大都市化が，都市問題，都市病理の深刻化——たとえば犯罪・殺人・同性愛・精神病・テクノストレス・神経衰弱・生きる力の減退など幼衰現象——をもたらしたが，これを癒すには人工巨大都市の対極にある大自然・田園・農業農村などにおける居住・体験または接触（ふれあい）など「農」のあるライフスタイルへの転換が強く求められると考えられるからである．

　また絶対的には，西洋での言い方であるが，人間は Body（からだ・身体性），Mind（こころ・精神性），Spirit（いのち・霊性）の三つが渾然一体となった正に，ホリスティックな存在であることから，これが現代社会の分化・分業化システム下での分業労働で一体性を保持し難くなっていることへの反省から「百姓」性（トータルマン性）の回復を本能的に求めており，それへの近道として「農」のある暮らしや「田舎暮らし」への関心が高まっているということである．凡そ，人間は人以前に生き物であり，いくら文明が進んでも「生物的自然との共生」なくしてあり得ない．筆者が，①生き物などとの自然共生，②資源エネルギーなどとの環境共生，③都市と農村，先進国と発展途上国など地域との共生の，「三つの共生」を主張する所以である．

4．食と環境を支えつなぐ「農」

　かつては，こうした健全な「農」と「農」的生き方をする人間が，健康な「食」をもたらし，その結果，よりよい「環境」との共生関係をも維持してきた．

　それが，工業文明の進展に伴い，地球上の人口はこの100年間に4倍増であ

ったにもかかわらず，経済は20倍，エネルギー消費量は25倍という大量生産・大量流通・大量消費・超大量廃棄社会をもたらし，結果的に深刻な地球環境問題など人類生存の危機をも招来してしまったのである．

この危機からの脱出には，「工」の発想である分化思考と部分効率主義を改め，全体性と総合化の視点による発想や行動を回復しなければならない．ちなみに，こうした見方を「ホリスティック」(holistic 全体・総合)というが，この言葉の語源はギリシア語のホロス (holos, 全体) で，ホール (whole, 全体)，ヒール (heal, 癒される)，ヘルス (health, 健康)，ホーリィ (holy, 神聖)，ヒーリング (healing, 宇宙と一つになる，本来の姿に戻る，健康になるの意) などの言葉を派生し，ヒーリング・ガーデンなどと使われている．

ところで，学問の世界は細分化がすすみ，現在，日本学術会議登録の日本農学会傘下の学会だけでも50以上を数える農学系学会が存在する．このことからも，学問の分化・細分化や大学教育における分科傾向は自明である．

そんな中，こうした状況を少しでも改善すべく筆者らは，2004年11月「実践総合農学会」（会長・山極栄司，副会長・進士五十八，陽　捷行）を発足させた．現在の分科・専門化の研究の必要性を認めつつも，一方でその総合化と現実社会に貢献できる実践性を，意識的自覚的に志向するムーブメントを惹起することの重要性を認識してのことである．筆者がその機関誌名を『食農と環境』(1号: 2005年4月, 2号: 2005年12月, 3号: 2006年8月) としたのも，「食」と「環境」をつなぎうるのも，また，それを支えうるのも「農」以外にはない，ということを再確認すべきだと広く社会にアピールしたかったからである．

5．「農」のあるライフスタイル

図4.1は，土や緑と遠ざかることを発展だと錯覚した現代の都市民に「農」とのふれあいをとり戻し，それによって都市民自体の「食と健康」，また地域から国土へひろがる，そしてまた人間の関与を必要とする二次自然を主とした「自然環境」の保全と再生を目指そうという筆者なりのビジョンである．

このような方向性の意義は政府もすでに認識しており，2005年からの第2

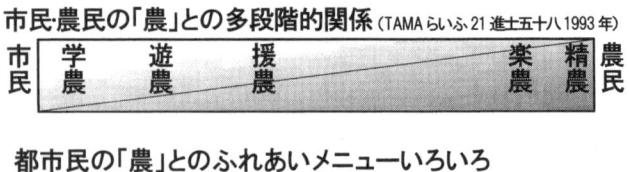

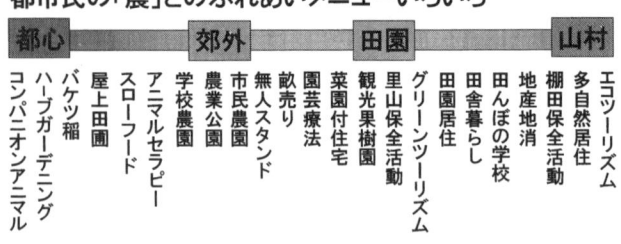

図4.1 市民の「農」との多段階的関係の提案

市民・農民の「農」との多段階的関係 (TAMAらいふ21 進士五十八 1993年)

市民 — 学農 — 遊農 — 援農 — 楽農 — 精農 — 農民

都市民の「農」とのふれあいメニューいろいろ

都心 — 郊外 — 田園 — 山村

- 屋上田圃
- バケツ稲
- ハーブガーデニング
- コンパニオンアニマル
- スローフード
- アニマルセラピー
- 学校農園
- 市民農園
- 農業公園
- 園芸療法
- 無人スタンド
- 畝売り
- 菜園付住宅
- 観光果樹園
- 里山保全活動
- グリーンツーリズム
- 田園居住
- 田舎暮らし
- 田んぼの学校
- 棚田保全活動
- 地産地消
- 多自然居住
- エコツーリズム

精農、楽農、援農、遊農、学農

全国民総第5種兼業農家化 (月刊JA 進士五十八 2002年)

次食料・農業・農村基本計画において「都市と農村の共生・対流と多様な主体の参画の促進」として事業化の方向が示されている．現在，国民総人口の5％未満に過ぎない農林水産業従事者だけで，国土の67％の森林，13％の農用地の保全を十全に担うことは困難だからでもある．

したがって，筆者が「全国民第5種兼業農家化」と提案（2002年）するような，また「新世紀の多自然居住型ライフスタイルの促進」を積極的に進める必要がある．食料・農業・農村の基本計画では ①新規就農・農村移住（UJIターン），②半定住（デュアルライフ），③援農（農村体験・市民農園），④交流・対流活動（進士注・グリーン・ツーリズム，姉妹提携など）の四つの段階をモデルとして示している．

結論的にいえば，こうしたニューライフ・スタイルの構築を，国家的事業・国民的運動として推進する方向がなければ，「食と農と環境の連携による心身ともに健康な国民生活と日本社会」は実現しないだろう．

そのためには，現代都市の病理の深刻さと農業農村のもつ特質と意義や有効性を十分に理解し踏まえるべきだと言いたいのである[2]．

6.「環境福祉」めざせ「環境市民」

　もちろん,職業との関係で「多自然居住」が国民誰もに可能となるわけではない.しかし,図4.1にあるような「農」のあるライフスタイルは気持次第で,どこでも,誰でも,実践可能である.

　日本人に共通する国民的趣味は「祭りと園芸」だとは,川添　登の言である.そこで筆者らは「花や野菜をつくって幸せになろう!」と「NPO法人日本園芸福祉普及協会」を立ち上げ(2001年)活動している.2006年7月現在,会員約1,500名,初級園芸福祉士1,957名,毎年の受講生は1,300名,内約1,000名が初級園芸福祉士を受験する.彼らは福祉や医療,まちづくりの現場で大きく社会貢献を果して活動をつづけており,全国大会もすでに5回を数えている.花や野菜の栽培を通じて人々は,①アウトドアで,②仲間と共に,③土とふれあい,④生命を育む体験を通し,⑤安全安心な食を得つつ,⑥農や環境の保全と社会に貢献できる.それが,⑦子どもたちの環境教育にもなっている.

　いま,何らかの形で環境問題の解決に寄与していきたいと願う市民は多い.筆者はこうした人々を「環境市民」,「環境学生」と呼び,そのための入門書も編集してきた[3〜6].

　筆者がこうした活動を支援しようと考えたのは,これまでのお金で幸せにしようという「経済福祉」の限界を感じ,「環境福祉」(いい環境で,いい仲間と,みんなのための活動に参加することの幸福)の実現を図りたいと考えたからである.

　そうした志向性をもつ学生(=環境学生)を育て,そうした実践力をもつ市民(=環境市民)のネットワークを広げることに意義を感じたからである.

　筆者が東京農業大学の学長時代に取り組んだ大学改革や社会貢献策をあげると表4.1のようになるが,とくに2006年4月開設の東京農大バイオセラピー学科,アクアバイオ学科もその延長線上にある.たとえば,バイオセラピー学科は園芸療法やアニマルセラピーが究極の形だが,その手前に「生き物福祉」分野が裾野を形成すべきだと考えてきた.その関係性を松尾英輔(2004

第4章 食農と環境を考える

表4.1 「環境の世紀の東京農大」へのトータルアプローチ（進士五十八，2005）

要請	キーワード	東京農大・新世紀に向けての取組事例
地球的	環境	サンワ緑基金寄付講座・環境教育，「環境共生宣言」，「環境学生」の商標登録
	生物多様性	環境実践学生大賞，エココン，3キャンパスISO 14001認証，エクステンションセンターに環境教育支援センター設置
	自然再生	ネーチャーファイントレイル，ビオトープ，エコテクゾーン，リサイクル研究センター，バイオマス研究センター
世界的	国際化 情報化	姉妹大学18，世界学生サミット（毎日新聞社持続可能な社会創造委員会との共催），学生フォーラム，次世代農業者教育のグローバルネットワーク（文科省GP採択），GCHERA，Golden Fortune 賞，ISSASS，総研国際協力部，学生サービスセンター国際教育支援課，世界農業ジャーナリスト日本大会2007ホスト校，麻薬撲滅対策としてのカムカムジュースの開発普及
社会的	都市化 市民化	厚木キャンパス新設，都市農学，「農」啓発図書250冊（出版会ほか）バイオサイエンス学科，国際バイオビジネス学科，バイオセラピー学科，アクアバイオ学科新設
	NPO	エクステンションセンター，カレッジ講座，一流講師による公開講座
地域的	地域性 地方性	オホーツク学の展開（現代社会のニーズに対応），地域連携（富士宮市，妙高市，上越市など）Pj，3キャンパス写真集，オホーツクの本，北の大地の生物生産，資源研 Pj．食と農の博物館，オホーツク展シリーズ，地域指定校制，東京都私立短大協会コンソーシアム
	大地性	世田谷6大学コンソーシアム，厚木単位互換，オホーツク圏大学連携
産業的（農業）	地揚性 経済性	東京農大メイヤーズ会議・シンポ，教育者会議・シンポ，経営者会議・経営者大賞・講義・バイオビジネストップランナーのシリーズ本・客員教授，毎日農業記録賞高校生部門に「東京農業大学賞」，JABEE対応学科増強，バイオインダストリー東京農大などベンチャー，地域連携によるオホーツク学の展開（現代ニーズGP採択）
教育的（学生的）	高質化 情報化 FD	エコキャンパス，キャンパス美化と経営空間修景，ITスタンド，学生サービスセンターによるキャンパス同時同質サービスの提供 授業評価，教育評価，学生ポータルシステム，FD全学委員会によるFD活動，体験のススメ（クラブ活動の単位化），バイオマス研究センターで地域連携協定，ゴミ分別システム，演習林の間伐材によるベンチ
研究的（研究者的）	高度化 戦略化 総合化	14専攻大学院フルコースドクター化，連携大学院協定，社会人優先環境共生学専攻開設，オール農大の総合研究戦略と役割分担（6研究所学部戦略化，総研4部制による研究機能の強化，科研費申請数増加連動，先端研究プロジェクトなど，研究長期ビジョンの明確化），実践総合農学会，『食農と環境』誌でニューアカデミズム構築
大学運営的	企業的 SD	学部単位会計，プロジェクトチーム方式，広報部設置，H.P.の充実高度化，東京農大出版会の活性化，東京農大ホームカミングデー3代表彰，教職員ポータルによる情報共有，3キャンパス一元化，SD，FD研究会，大学間競争時代の大学運営システム研究，オープンキャンパス強化，小田急車額常設，出張講義，世界的イラストレーターU.G.サトーによる大学案内表紙デザイン

6.「環境福祉」めざせ「環境市民」　（93）

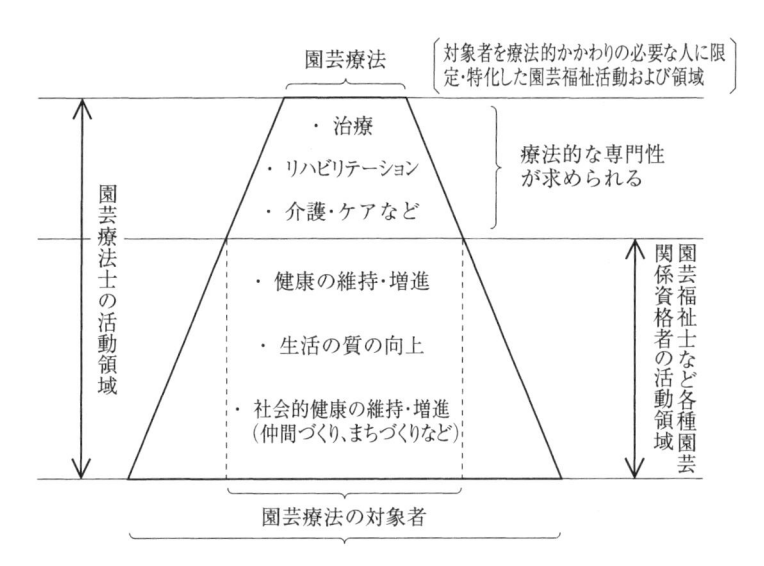

図4.2　園芸福祉と園芸療法の対象者と領域（松尾英輔，2004）

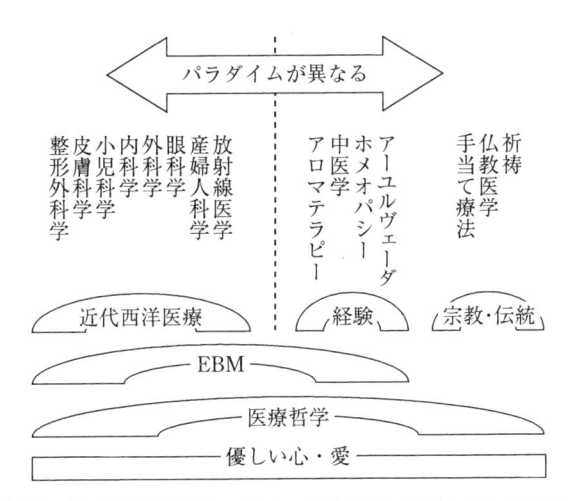

図4.3　21世紀の医療システム・統合医療（折茂　肇，2003）

年）は，図4.2のように整理している．

あたかも折茂　肇（2003年）が図4.3のように「統合医療」の必要性をいうのと似て，現在の技術では何事も多段階的・相補的でないと問題は解決しな

いということであろうとも思う．

　この他にも，筆者が現在関係しているNPO法人などはいろいろある．

　食・農の接点をつなぐべく「NPO法人・良い食材を伝える会」．また環境・農の接点をつなぐべく「NPO法人・みどりのゆび」（里山保全，フットパス，農地保全，農業振興）や「農水省環境省・田園自然再生コンクール」，「農水省・農村景観応援団」，「NPO法人・美（うま）し国づくり協会」などがある．そのいずれもが，市民的でホリスティックな視点で，本当の「食と農と環境」，そして「人間」の再生を収穫しようと活動をつづけている．

　筆者が好きな「収穫」，誰もがアクションを始めるべきことを示唆するひと言．イギリスのある作家の言葉を紹介しておきたい．

　　「思想の種を播き，行動を刈り入れなさい．

　　　行動の種を播き，習慣を刈り入れなさい．

　　　習慣の種を播き，人格を刈り入れなさい．

　　　人格の種を播き，運命を刈り入れなさい．」

　「医食」ばかりが「同源」ではない．「農医」も，「食農と環境」も，「食と健康と環境」も，全て生き物としての人間を通して同源のはずである．「美（うま）し国」という言い方にはビジュアルな美のみならず，歴史的および自然的な良さ，すなわち「amenity」（語源はamare）をも含んでいる．全てが同源，調和した姿が「美しい」のである．

文　献

1) 進士五十八：「農」の時代，学芸出版社 (2003)
2) 進士五十八，都市と農村の連携，（西村幸夫ほか編：都市のシステムと経営，岩波講座第6巻/都市の再生を考える），岩波書店，141-171 (2005)
3) 進士五十八編：環境市民とまちづくり，全3巻，ぎょうせい (2002) (2003)
4) 東京農業大学編：環境学生のススメ，ぎょうせい (2003)
5) 東京農業大学編：環境学生・実践のエコロジー，誠文堂新光社 (2004)
6) 進士五十八ほか編：NPO入門・生き物緑地活動をはじめよう，風土社 (2000)

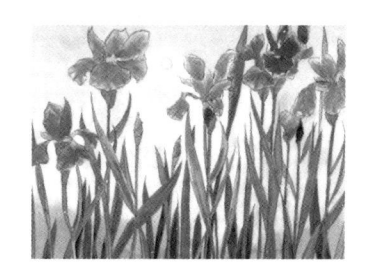

第5章 東洋医学と園芸療法の融合

喜多 敏明
千葉大学助教授環境健康フィールド科学センター
千葉大学柏の葉診療所所長

はじめに

　筆者は東洋医学（漢方）を専門とする医師であり，現在は千葉大学柏の葉診療所において漢方診療に従事すると同時に，環境健康フィールド科学センターにおいて教育・研究に携わっている．センターの名称が示す通り，環境と健康が教育・研究のキーワードになっている．

　21世紀において，環境と健康はどちらも重要なテーマである．そして，環境問題や健康問題に対処するためには従来の分析的で要素還元論的な研究手法，すなわち細分化された分野別の研究手法だけでは不十分だという共通認識が生まれ，異分野連携が求められるようになってきた．

　東洋医学は病人を総合的，システム論的に認識しようとする．そのような東洋医学の特質は，農（園芸）と医療という異分野の連携を推進する方向に作用する．本稿では，健康概念のパラダイムシフトについて概説した後で，東洋医学と園芸療法それぞれの特質について紹介し，最後に両者の融合について考察する．農医連携に関心をもつ多様な領域の読者を想定し，少しでも示

唆に富む内容をなるべく平易に記述することを心がけたつもりである．

　第1節では，未病（みびょう）という東洋医学の古い考え方と，健康生成論という社会医療学の新しい考え方を紹介しながら，健康概念に関するパラダイムの変化について論じてみたい．第2節では，筆者が専門とする東洋医学の考え方をふまえながら，現代社会が直面している医療問題に対する東洋医学の役割について考えてみたい．第3節では，千葉大学環境健康フィールド科学センターにおける園芸療法の実践を紹介しながら，園芸療法の可能性について考えてみたい．第4節では，東洋医学と園芸療法それぞれの特質をふまえながら，両者を融合する意味について考察してみたい．

1. 健康概念のパラダイムシフト

　近代西洋医学を中心とするわが国の医療は，病気や疾病だけを研究や治療の対象にしてこれまで発展してきたが，それだけで現代社会における健康問題を本当に解決することができるのであろうか．最近になって東洋医学や園芸療法が注目を集めるようになってきたのは，そのような疑問に答えを見つけようとしているためかもしれない．本節では，健康というものを病気ではない状態として二元的に考える従来のパラダイムとは異なる「未病」という東洋医学の考え方と，「健康生成論」という新しいパラダイムについて紹介する．

1）健康と病気の二元論

　つい最近までずっと，健康を診断するのは自分自身の責任であった．それに対して，病気を診断するのが医師の役割であった．

　健康な状態であるかどうかを最もよく判断できるのはおそらく自分自身であろう，ということを各人は実感している．どのように判断しているのかを説明することは難しいが，健康が損なわれたときに，人は自分自身をとにかく強く意識する．何となくおかしい，どこかが変だ，いつもと違うといった意識が生じるのである．逆に，自分自身をそのように意識することなく，日常の生活を元気に過ごすことができていれば，身体的にも，精神的にも健康な状態にあると判断して，ほとんど不都合はなかった．

何となくおかしい，どこかが変だ，いつもと違うといった意識が生じると，人は不安になって医師の診察を受けようとする．病気かどうか自分では診断できないので，不安になるのである．医師の役割は，その人が病気であるのか，病気ではないのか，最終的な判断を下すことにあったと言うこともできる．病気であると診断されれば，その人は治療を受けるという非日常的な生活を引き受けなければならない．逆に，病気ではないと診断されれば，再び日常の生活に元気に戻っていくことができた．

病気であると診断された人は病人となって，医師やその他のコメディカルに囲まれた非日常の世界でも生活することを余儀なくされる．病人としての非日常の生活と，これまでの日常の生活とを掛け持ちすることになるのだが，病気の程度が重ければ重いほど，病人としての非日常の生活がその人の生活全体の中に占める割合が増えるのである．そして，病気が治っていくにつれて非日常の生活が減り，最終的に日常の生活に完全に戻った時に健康を回復したと言えたのである．

わが国の医療保険制度（国民皆保険）は，病気に対する治療を相互扶助することを念頭において作られている．したがってそれは，病人としての非日常の生活を全ての国民が心配なく過ごせるようにするための保障制度であり，その意味ではこれまで非常に有効に機能してきた制度であると評価されている．

2）二元論を超えたパラダイムの台頭

近年，健康という概念についてのパラダイムが大きく変化してきている．健康というものを病気に対立するものとして二元化する従来のパラダイムでは，現代社会が直面している医療問題を解決することが難しくなってきたことがその背景にある．

WHOの健康の定義によると，「健康とは，完全な肉体的，精神的および社会的福祉の状態であり，単に疾病または病弱の存在しないことではない」とされている．WHOは健康というものを complete well-being（完全な福祉の状態）として定義しているが，これはあくまでも理想であって，誰でも不健康な

部分を自分の中にもっている．完全な福祉の状態を実現している者などどこにも存在しない．しかし逆に，病気であると診断された患者であっても，健康的な部分をどこにも見出せないということはありえない．もし健康的な部分が全くなければ，もはや生きていくことはできないであろう．

　健康を白，病気を黒というように，白黒はっきりつけることができないのが現実であり，半健康状態といったグレーな表現が必要になるゆえんである．東洋医学は，まだ病気ではないが，健康とも言えない状態を「未病」と呼んでいる．さらに最近では，病気になる原因とその結果のプロセス（疾病発生過程）よりもむしろ，健康を維持・生成しているプロセス（健康生成過程）に注目した「健康生成論」という新しいパラダイムが医療社会学の分野で提唱されている．

　すでに述べたように，わが国の医療保険制度は，病気に対する治療を安心して受けられることを目的にして作られている．しかし，医療保険制度だけで国民の健康を守ることはできない．未病の段階で健康を回復するためにはどのようにすればよいのか，健康を維持・生成するプロセスを促進するためにはどのようにすればよいのか，そのような問いかけに答えを出していくことが必要になっているのである．

3）未病という古くて新しい考え方

　東洋医学の古典を見ると，「上工（じょうこう）は未病を治す」という記載がある（上工とは名人のこと）．腕の良い名医は，まだ病気にはなっていない未病の段階で治すものであるというのが東洋医学の伝統的な考え方になっている．

　日本未病システム学会では，未病を「西洋医学的未病」と「東洋医学的未病」に分けて定義している[1]．自覚症状はないが検査では異常が見られ，放置すると重症化するものが

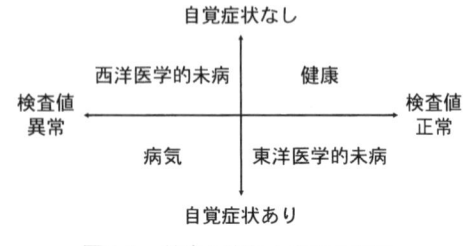

図5.1　健康と病気と未病の関係

西洋医学的な未病であり，自覚症状があるけれど検査では明確にできない状態が東洋医学的な未病である（図5.1）．

最初に西洋医学的未病について，健康診断との関係も含めて紹介する．

西洋医学的未病には，肥満，高脂血症，境界域糖尿病，高血圧症，高尿酸血症，動脈硬化，骨粗鬆症，無症候性脳梗塞，脂肪肝，潜在性心不全などが該当し，生活習慣病とかなりオーバーラップする．これらの異常は，自覚症状を伴わないために，健康診断などで検査値の異常を指摘されて初めて発見されることが多い．

ここで，健康診断というのは，健康であることを診断するための検査ではないということを確認しておきたい．自分自身のことを健康だと判断している人が様々な検査を受けることによって，本当は健康ではなかったということを見つけ出すのが健康診断の目的である．したがって健康診断というのは，本当は健康ではないにもかかわらず，自分自身のことを健康であると誤って診断してしまうことを防ぐための検査であると言える．

西洋医学も最近は，がん，脳卒中，心臓病などを生活習慣病と呼び，これらの死につながる病気を予防するために，食事，運動，喫煙などのライフスタイルを改善することが重要であると考えるようになってきた．そのような予防医学の考え方を推し進めていった結果として，自分自身では健康だと判断しているが，本当は健康ではない人を見つけ出すために，健康診断を実施することが政策的にも重要になってきたのである．

次に，東洋医学的未病について紹介する．

東洋医学的未病の場合，全体に何となく調子が悪いというのが特徴である．具体的には，全身倦怠感，易疲労感，手足の冷え，のぼせ，肩こり，頭痛，めまい，耳鳴り，目の疲れ，動悸，息切れ，喉のつかえ感，食欲不振，胃もたれ，げっぷ，腹部膨満感，腹痛，下痢，便秘，腰痛，手足のしびれ，不眠，イライラ，憂うつなど多彩な症状のうち，いくつかの症状を自覚するようになる．検査をしてもどこにも異常がないので，西洋医学的には病気ではない，したがって健康であると診断されることが多い．そのように医師が患者のことを誤って健康であると診断してしまうことを防ぐのが東洋医学的未病の考え

方なのである．

　検査をしても異常が見られないので病気ではない，したがって健康であるという西洋医学の診断には技術的な問題がある．検査技術が向上するにつれて，以前は検知できなかった異常を，将来的には検知できるようになる可能性が常に存在するからである．したがって，検査をしても異常が見られない場合には，現段階のレベルにおける検査技術では病気であると診断することができないと言えるだけであり，厳密には判断を保留するのが正しい対応である．

　しかし，その人が病気であるのか，病気ではないのか，最終的な判断を下すことが医師の役割であったため，判断を保留するということが，保留する医師にとっても，保留される患者にとっても実際には受け入れることが難しいのである．東洋医学的未病とは，自分自身では健康ではないと意識しているにもかかわらず，検査をしても異常が見られず，西洋医学的には病気であるという判断が保留されてしまうような状態に対して与えられた名称である．

　未病という診断を導入することによって，病気と健康との間にどこかで線を引かなければならないという二元論的なパラダイムや，病気があれば治療の対象となり，病気がなければ治療の対象とはならないという日本の医療制度の限界を乗り越えた，新しい予防医学や健康づくりの方策を考えることができるようになる．

4）健康生成論という新しいパラダイム

　健康生成論（サルートジェネシス）は，これまでの疾病発生論（パソジェネシス）と対をなす新しいパラダイムであり，1970年代に医療社会学者のアーロン・アントノフスキーによって提唱された[2]．

　アントノフスキーは，疾病を発生させる要因（リスク・ファクター）ではなく，健康を維持，回復あるいは増進させる要因とそのメカニズムと背景について研究してきた非常にユニークで革新的な学者である．健康生成論という新しいパラダイムを発想したきっかけは，次のような一つの研究結果であった．

強制収容所からの生還者（女性）の中で，情緒的な健康が保たれていたのは29％で，対照群の51％に比べると統計学的に有意に少ない数値であった．この結果から，強制収容所での経験という心理・社会的なストレスが要因となって，その後の人生で多くの女性が情緒的な健康を損なうことになったという事実に関心を向ける研究者は，従来の疾病発生論のパラダイムに立脚した認識を行っていることになる．

しかし，収容所での想像を絶するような恐怖を経験し，その後何年も難民であり続けたにもかかわらず，なお良好な健康状態を保っている人々が29％もいるという事実に，アントノフスキーは関心を抱いたのである．これが，健康生成論という新しいパラダイムに立脚した認識の始まりであった．そして，その後の精力的な研究により，良好な健康状態を保っている人々に共通する社会的要因について明らかにしたのである（詳細については，第4節で紹介する）．

アントノフスキーは医療社会学者であるために，健康を維持，回復あるいは増進させる要因として社会的なものに注目したが，次に述べる生物的な健康要因というものも重要である．

5）生物的な疾病発生過程と健康生成過程

2005年のノーベル医学生理学賞は，1983年にピロリ菌を発見したマーシャル博士とウォーレン博士に贈られた．ピロリ菌が胃炎や胃・十二指腸潰瘍の発生に深く関与していることを突き止めたことが評価されたのである．最近では，再発を繰り返す胃・十二指腸潰瘍の治療に，ピロリ菌の除菌が一般に広く行われるようになっている．

このように，西洋医学は疾病が発生するメカニズム（＝疾病発生過程）を病因と病理という単純な因果関係として理解し，新たな治療方法を開発することによって進歩してきた．この要素還元論的・機械論的な疾病発生論の考え方がこれからも重要な役割を演じ続けることはいうまでもない．

しかし，ピロリ菌感染者の多くは胃潰瘍を発症せずに，ピロリ菌とうまく共生しながら健康な状態を維持できている．日本では40歳以上のピロリ菌感

染者の割合が80％近いにもかかわらず，実際に胃潰瘍になる人は感染者の3〜5％にすぎないというデータもある[3]．このことは，人間が備えている健康を維持，回復するためのメカニズム（＝健康生成過程）が正常に機能していれば，疾病が発生するのを予防し，発生した疾病を自然に治癒せしめることが可能だということの一例である．

ここで，生物的に100％健康な状態と，100％病気の状態というものを仮想してみたい．100％健康な状態とは，疾病発生過程が作動している不健康な部分が全く存在しないということであり，complete well‐being（完全な福祉の状態）に相当する．一方，100％病気の状態とは，健康生成過程が作動している健康的な部分が全く存在しないということであり，死の状態に相当する．

実際には，疾病発生と健康生成の両過程が一人の中で同時に作動しているのだが，疾病発生過程が優位になると100％病気の方向へと近づき，健康生成過程が優位になると100％健康の方向へと近づくことになる．健康生成論という新しいパラダイムによって，病気ではないことが健康であるという二元論的な考え方を乗り越える道が開けてくるのである（図5.2）．

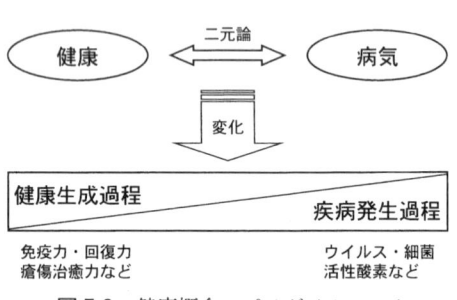

図5.2　健康概念のパラダイムシフト

2．現代医療における東洋医学の役割

現代社会が直面している様々な医療問題の背景には，高齢者の急速な増加，心理的なストレスの増大，生活習慣病への疾病構造の変化という三つの側面がある（図5.3）．本節では，現代医療の諸問題を解決するうえで，東洋医学（漢方）の果たす役割がどのようなものなのか，これら三つのポイントに的を絞って順に考えてみたい．

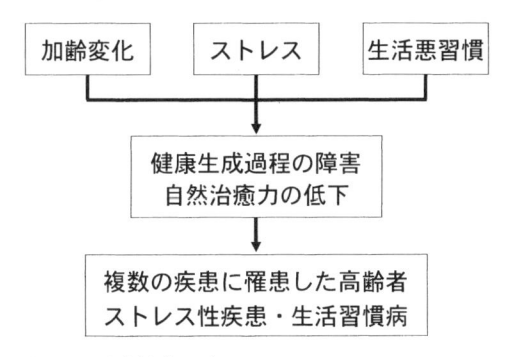

図5.3 現代社会が直面している様々な医療問題

1）高齢者の急速な増加

　総務省の統計データによると，平成15年におけるわが国の65歳以上の人口は2,431万人（推計）で，総人口の19.0％を占めている．およそ5人に1人が高齢者である．この割合は今後も上昇を続け，平成27年（2015年）には総人口の26.0％（3,277万人），およそ4人に1人が65歳以上になると見込まれている．

　平成14年度の国民医療費は31兆1,240億円であったが，そのうちの15兆2,540億円（49.0％）が65歳以上の高齢者にかかった医療費であった．国民一人当たりの医療費でみると，65歳未満の15万2,900円に対して，65歳以上は64万5,600円と4倍以上であった．

　このように，高齢者の増加は医療費の増大に直接つながることから，社会的にも重大な問題となっているのである．しかも，医療費の中には介護に必要な費用が含まれていない．今後，認知症患者の増加に伴って国民介護費の負担増もプラスして考えなければならない．

　そもそも，65歳未満と65歳以上では何がどのように違うのであろうか．高齢者の特徴として，健康科学大学の折茂学長は以下の五つのポイントをあげている[4]．

　①一人が複数の臓器の疾患に罹患していることが多い

② 個体差がきわめて大である
③ 自覚症状はあるが，他覚的所見に乏しく，診断がつかない症例がしばしばある
④ 生体防御力が低下しており，感染症や悪性腫瘍に罹患しやすい
⑤ 生理機能および予備能力，生体恒常性維持能力が低下している

　たとえば，高齢になると複数の疾病に同時に罹患していることが多いので，一人当たりの医療費は当然高くなってしまう．また，感染症や悪性腫瘍に罹患しやすいので疾病の罹患率も高くなってしまう．その背景にあるのが，生体防御力や予備能力，生体恒常性維持能力などの低下である．したがって，高齢者の医療を考える際には，個々の疾患を治療することだけでなく，加齢に伴って低下する様々な機能や能力をいかに維持するのかということが重要な課題になる．

2）高齢者に対する漢方治療

　ここでは，高齢者の特徴を兼ね備えていた一人の患者さんを例にして，高齢者に対する漢方治療がどのようなものなのか見てみたい．
　その患者さんは74歳の男性で，糖尿病とその合併症で内科の治療，白内障による目のかすみで眼科の治療，骨粗鬆症による腰痛で整形外科の治療，前立腺肥大による頻尿で泌尿器科の治療をそれぞれ受けていた．しかし，徐々に全身倦怠感が増悪し，それまで行ってきた農業の仕事もついにできなくなってしまった．東洋医学の総合的・全人的診断によると，「腎虚（じんきょ）」の病態であったため，「八味地黄丸（はちみじおうがん）」という漢方薬を処方したところ，全身倦怠感だけでなく，目のかすみや腰痛，頻尿も軽快し，西洋薬も大幅に減量できた．
　腎虚とは，加齢に伴って様々な機能や能力が低下した状態をいう．たとえば，視力・聴力の低下，思考力・判断力の低下，呼吸能の低下，生殖能の低下，姿勢維持能の低下，排尿する能力の低下などが腎虚の病態でよくみられる．
　八味地黄丸は中年以降，とくに老齢者に頻用され，腰部および下肢の脱力

感・冷え・しびれなどがあり，排尿の異常を訴える場合に用いられる漢方薬である．腎炎，糖尿病，陰萎（インポテンツ），高血圧，坐骨神経痛，腰痛，脚気，膀胱カタル，前立腺肥大など，様々な疾患に適応のある応用範囲の非常に広い漢方薬である．

八味地黄丸の中には，地黄（じおう）・山茱萸（さんしゅゆ）・山薬（さんやく）・沢瀉（たくしゃ）・茯苓（ぶくりょう）・牡丹皮（ぼたんぴ）・桂皮（けいひ）・附子（ぶし）という八つの生薬が含まれている．その中の山薬は，ヤマノイモ科のヤマノイモ（自然薯）あるいはナガイモの根茎であり，その効能は虚弱体質を補い，精をつけ，胃腸の調子を良くし，暑さ寒さにも耐えて，長寿を保つことができるとされている．そこで滋養強壮薬として，胃腸虚弱，食欲不振，身体疲労などに応用されることが多く，八味地黄丸の中でも重要な役割を演じているのである．

高齢者医療における東洋医学の役割を図5.4に示した．糖尿病や狭心症，悪性腫瘍といった個々の疾病を治療する際には西洋医学の果たす役割が大きく，東洋医学は補助的な役割を果たすことになる．一方，全身倦怠感や冷え性のような全体的な不調を総合的に診断・治療するのは，西洋医学よりも東洋医学の方が得意である．さらに，基本の部分から建て直すことや，日常生活動作（ADL：activity of daily living）の維持・向上のためには，八味地黄丸のような補剤による生体機能や能力の賦活が必要であり，東洋医学の果たす役割は非常に大きい[5]．

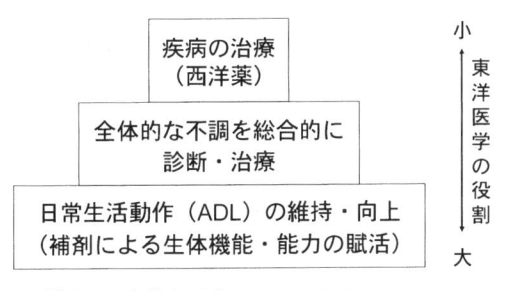

図5.4 高齢者医療における東洋医学の役割

3）心理的なストレスの増大

　現代社会においては，心理的・社会的なストレスが長期化あるいは慢性化することによって種々の健康問題を引き起こしている．ストレスによって発症したり，増悪したりする身体の病気を心身症というが，最近では心身症の患者や，神経症やうつ病といった精神疾患に罹患する患者が増えている．これはストレスに対する反応が適応の範囲を超えてしまったからである．

　ところで，黄帝内経（こうていだいけい）という中国の古い医学書には，ストレスに関係して以下のような興味深い記述が残されている．

　「昔の人々は，鳥や動物の間に住むような簡素な生活で，寒ければ体を動かし，暑ければ涼しいところに避けるだけでした．心には未練も気懸かりもなく，外では出世を求めることもなかった．このような平和でのびやかな世では，邪気が深く人に入り込む余地もなかったのです．そこで薬も鍼も治療に用いる必要はなく，祈りで気を変えれば，病気は治ってしまいました．

　今はそうではありません．心配事が内から，労苦が外からその人の体を傷つける．また四季の変化についてゆけず，たびたびいろんな悪い気の侵略を受ける．このようなことだから，ちょっとした病気も必ずひどくなり，大きな病気は必ず死を招き，祈りでは病を癒せなくなってしまったのです．」

　この医学書には，2000年以上前の中国においてもまた，心配事や労苦といったストレスが病気に悪影響を及ぼす重大な問題であったことや，そのようなストレスのために薬（漢方薬）や鍼の治療を用いることが必要であったことが記されている．現代社会におけるストレスはその程度において2000年以上前の中国をはるかにしのいでいるが，ストレスによる病態の悪化に対処するために漢方薬は今でも役に立つことが実証されている[6]．

4）ストレス疾患に対する漢方治療

　千葉県では県立の医療機関に女性専用外来を設置しているが，女性専用外来を担当する医師にとって漢方薬は必須のアイテムになっている．その理由として，女性外来を受診する患者の多くがストレスの問題をかかえており，西

洋医学的な治療だけでは十分な効果をあげることができないということが指摘されている．そして，漢方薬を使うことで，更年期障害や不定愁訴に対しても満足のいく治療成績が得られるようになっているのである[7]．

　検査をしても，その症状を説明するだけの異常を見出せないときに，西洋医学では不定愁訴という言葉が使われる．しかし，東洋医学には不定愁訴という考え方は存在しない．東洋医学的には気鬱（きうつ）などの「気」の異常としてアプローチできるのである．不定愁訴を呈するようなストレスの病態は悪循環を形成することで徐々に重症化するのだが，第1節で述べた東洋医学的未病として早い段階で対処すれば，比較的容易に健康な状態を回復することができる．そのような一人の患者さんを紹介する．

　患者さんは42歳の主婦で，喉のつかえ感を訴えて来院した．1カ月前から，喉のあたりに何かがひっかかっているような，つかえた感じが出現．近くの耳鼻科医院を受診し，検査を受けたが異常が無く，「気のせい」と言われた．もともと，仕事のストレスが多かったのだが，耳鼻科での対応にショックを受けてますます憂うつな気分になってしまったということである．漢方的には気鬱の病態と診断し，半夏厚朴湯（はんげこうぼくとう）という漢方薬を開始したところ，4週間で喉の症状は消失し，気分も明るくなった．

　半夏厚朴湯は，体力中等度以下の人で，顔色がすぐれず，神経症的な傾向があり，喉が塞がる感じを訴える場合に用いる方剤であり，不安神経症，神経性胃炎，神経性食道狭窄症，不眠症などのストレス疾患に適応がある．半夏厚朴湯に含まれている蘇葉（そよう）という生薬は，香気が爽快で，精神不安を散ずる効能をもっているが，蘇葉とはシソの葉のことである．

5）生活習慣病への疾病構造の変化

　厚生労働省の人口動態統計によると，平成15年の日本人の死因はがん・心臓病・脳卒中（三大生活習慣病）がそれぞれ，30.5％，15.7％，13.0％であった．戦前は，死因の1位が結核で，2位が肺炎であったのが，衛生状態の改善や抗生物質の開発によって感染症が激減し，生活習慣の変化に伴って三大生活習慣病が死因の60％を占めるようになったのである．

生活習慣病とは，悪い生活習慣が大きな要因となって発病する病気であり，その第一の特徴は，初期には自覚症状がほとんどなく，症状が現れたときはかなり進行した状態になっていることである．第二の特徴は，生活習慣（偏った食習慣，運動不足，喫煙，飲酒，ストレスなど）を改善することで，病気の発症や進行を予防できることである．

国立がんセンターは「がんを防ぐための12ヵ条」として，1) バランスのとれた栄養をとる，2) 毎日，変化のある食生活を，3) 食べ物から適量のビタミンと繊維質のものを多くとる，4) 食べすぎを避け，脂肪は控えめに，5) 塩辛いものは少なめに，熱いものはさましてから，6) 焦げた部分は避ける，7) カビの生えたものに注意，8) お酒はほどほどに，9) たばこは吸わないように，10) 日光に当たり過ぎない，11) 適度にスポーツをする，12) 身体を清潔に，をあげている．

心臓病と脳卒中はいずれも血管の異常でおこる病気で，循環器病の代表である．動脈硬化によって血管の壁が硬くなると同時に，血管の内腔が狭くなったり，血管の中を流れる血液がドロドロして詰まりやすくなったりすることが循環器病の発生原因である．

そして，高脂血症や高血圧，糖尿病，肥満といった疾患は，三大生活習慣病のように直接的な死因にはならないが，血液がドロドロになったり，動脈硬化が進行したりして，循環器病を引き起こすリスクファクターになっている．

6) 生活習慣病に対する漢方治療

がんにならないように生活習慣を改善するのを一次予防と呼ぶのに対して，集団検診などで早期に発見して治療するのが二次予防である．早期がんは，西洋医学的治療を優先するのが原則であるが，進行がんに対しては，西洋医学的治療に漢方治療を併用することで，化学療法や放射線療法の副作用を軽減できる．また，再発予防は，免疫力を賦活する漢方治療の良い適応になる．

たとえば十全大補湯（じゅうぜんたいほとう）という漢方薬は，ウイルス性肝硬変からの肝癌発生率を抑制したという報告がある．これは，肝硬変の患

者を6年間観察して得られた結果である[8]．また，抗癌剤の副作用によって食欲不振を呈した消化器がん患者88例に十全大補湯を投与したところ，73例（83.0％）で食欲を改善したという報告[9]や，婦人科がん患者における抗癌剤投与時の白血球数，好中球数，赤血球数，血小板数の減少を抑制したという報告もある[10]．

循環器病の治療や予防にも漢方薬は有効であろうか．心臓病や脳卒中を予防するためには，まず高脂血症，高血圧，糖尿病，肥満の発症を予防したり（一次予防），それらを早い段階で治療したり（二次予防）することが重要である．第1節で述べた西洋医学的未病として対処することで，血液がドロドロになったり，動脈硬化が進行したりして，循環器病を引き起こすことを防げるのである．

血液がスムーズに流れない状態を東洋医学では「瘀血（おけつ）」と呼んでいる．瘀血を改善する代表的な漢方薬である桂枝茯苓丸（けいしぶくりょうがん）は，血液粘度や血小板凝集能を低下させることによって，血液がドロドロになったり，固まったりするのを改善する作用をもっていることが報告されている[11]．

また，桂枝茯苓丸を飼料にまぜて飼育したウサギは，コレステロールの多く含まれた飼料を食べさせても動脈硬化になりにくいということが報告されている．その報告によると，桂枝茯苓丸の動脈硬化予防作用はコレステロールの酸化を抑制することによるということもわかっている[12]．

7）生活の質が重視される時代

近年，医療の分野において，患者の視点に立ったQOL（Quality of Life：生活の質）が重視されるようになってきた．その背景にはいくつかのポイントがあるが，次のように大きく四つに分けることができる[13]．

① 疾患分布の変化：急速に進む高齢化と医学の進歩による急性疾患の減少と相まって，慢性疾患が大きな比重を占めるようになり，治癒や延命よりも患者の生活の質の向上が治療の目標とされるようになった．

② 患者中心の医療：医療の現場において，情報の開示や自己決定権の尊重

が言われて久しい．医療の評価においても，患者の視点に立ったアウトカムであるQOLこそが重要であると考えられるようになった．

③ 健康に関するパラダイム・シフト：疾病を治癒・克服することによって達成されるというこれまでの「疾患克服型健康パラダイム」から，健康を維持・増進していくことが重要であるという新しいパラダイムが生まれてきた．

④ 医療資源の有限性に対する認識：医療の高額化に伴い，医療資源は有限なものとしてとらえられるようになったことが，アウトカム研究のような医療の体系的・科学的な評価を行なう原動力となった．

QOLを低下させる要因は様々であるが，加齢とストレスが非常に大きな要因であることは確かである．現代は超高齢化社会であり，ストレス社会であるというすでに述べてきた事実を見れば，QOLがこれからますます重要な課題になってくるであろうと考えられる．実際，臨床の現場でQOLを評価するために，様々な自己記入式の質問紙法が開発されている．

QOLの評価尺度は，疾患特異的尺度と包括的尺度の二つに大きく分けられる．疾患特異的尺度とは，がんや気管支喘息，糖尿病，関節リウマチといった疾患に特有の症状やその影響を詳細に測定することを目的にして作られた尺度である．それに対して包括的尺度の目的は，様々な疾患に共通する健康度や日常・生活機能の変化を測定することにあり，一般に健康といわれる人々にも共通する要素によって構成されることから健康関連QOL尺度と呼ばれる．

8）健康関連QOLを指標とした漢方治療の効果

漢方治療は局所の疾患よりもむしろ病人全体の心身の歪みを正常化し，QOLを改善することを目的としている．そこで，短期間の漢方治療がQOLの各側面に及ぼす影響について，国際的に広く使用されている健康関連QOL尺度（SF-36v2日本語版）を用いて定量的に評価した[14),15)]．

対象は，2004年6月〜8月に千葉大学柏の葉診療所を初診した20歳以上の患者177例中，4〜8週間の漢方治療前後にSF-36を実施しえた143例（男性48例，女性95例）である．SF-36の評価は，八つの下位尺度（身体機能，日

常役割機能（身体），体の痛み，全体的健康感，活力，社会生活機能，日常役割機能（精神，心の健康）に分けて，それぞれのスコアの変化を治療前後で比較した．その結果，比較的短期間の漢方治療により健康関連QOLが全般的に改善し，とくに全体的健康感と心の健康における改善が顕著であることが示された．

次に，SF-36の要約得点である「身体的健康度」と「精神的健康度」を指標にして，東洋医学的病態（気・血・水の異常）の重症度が身体的・精神的な健康度に及ぼす影響について検討した[16]．その結果，身体的健康度と精神的健康度はともに，気・血・水の病態が重症化するにつれて悪化することが確認された．また，4～8週間という比較的短期間の漢方治療によって身体的・精神的な健康度の低下が有意に改善することも示された．

ところで，東洋医学的な未病では多種多彩な症状を自覚しており，そのために心身の健康度が全般的に悪化し，QOLも低下していることが多い．しかし，検査をしても異常がない，病気ではないという理由で，東洋医学的未病の対策はほとんど手付かずの状態にある．これからは東洋医学的未病者のQOLを向上させることが，生活習慣病のような西洋医学的未病対策と同様，とても重要な課題になってくるであろうと予想される．

3．園芸療法の効果とその実践

千葉大学環境健康フィールド科学センターでは，東洋医学の実践を核にしながら，緑豊かな園芸フィールドを活用した様々な試みを推進しているが，その重点項目が園芸療法である．本節では，園芸療法の多面的な効果とその実践を紹介し，園芸療法の可能性について考えてみたい．

1）園芸療法の多面的な効果

園芸療法とは，園芸と人間（医療・福祉の対象者）との関わりに，療法としての手続き，すなわち対象者の症状改善，機能回復，QOL向上を目指しての様々な手続きが加えられたところに成立するものである．単なる園芸作業と違うのは，療法としての目標を設定して行われるという点である．したがっ

て，対象者の状態を把握し，それぞれに合った目標を設定し，その目標に適したプログラムを提供することが必要になる．

園芸療法の効果は多面的であるが，大きく四つに分けることができる．

第一に，自然との触れ合いが，五感を刺激する効果．草花の色や香り，小鳥のさえずりに風の音，土を触れる感触といった五感にうったえる刺激がリラクゼーション効果をもたらし，ストレスを発散させる．植物を育て，生命の営みや，季節，自然のリズムに触れることで癒し効果を期待できる．

第二に，植物を育てる楽しみや喜びを感じられる．育てる，収穫する，食べる，作る，飾るといった様々な楽しみによってもたらされる効果．ただ作るだけでなく，収穫物を家族や知人に食べてもらって，人に喜んでもらえることもある．

第三に，身体を動かし，指先を使うトレーニングによる効果．健康のために運動しようと思ってもなかなか続かない．そんな時，園芸作業は生活の中に運動を取り入れるための良いツールとなりうる．運動を継続できるのは，植物が育つ成果が実感できる楽しみや喜びがあるから．

最後に，人とのコミュニケーション効果．園芸作業をともに行う仲間と語り合い，共感することによってもたらされる効果が期待できる．園芸作業を通して，家庭や仕事以外での人との交流が広がることは精神的にも良いことである．

2）千葉大学における園芸療法の実践環境

千葉大学における園芸療法の実践は，環境健康フィールド科学センターが存在する柏の葉キャンパス（柏市）を中心に行われている．柏の葉キャンパスは，園芸学部の付属農場としての機能も有しており，一年を通して多種多様な園芸植物（花卉（かき）・蔬菜（そさい）・果樹）が栽培・収穫されている．

環境健康フィールド科学センターは，2003年4月に設置された千葉大学の学際的な教育研究機関であり，環境と健康をキーワードにした事業を展開しながら地域社会に貢献することを目的にしている．センターには，花卉・蔬菜・果樹それぞれの園芸学専門家だけでなく，医学・薬学・看護学といった

医療の専門家や, 教育・工学の専門家も専任の教員として所属している.

　わが国における園芸学はこれまで, 鑑賞用の花や, 食料用の米・野菜・果物を供給することを念頭において教育・研究活動を行ってきた. しかし, 最近になって園芸がもつ健康資源としての側面が注目されるようになってきたためにその方向性に変化が見られる.

　花の香りはアロマテラピーにおいて活用され, 野菜や果物は健康に役立つ機能性食品としての効能が盛んに宣伝されている. このように園芸植物が健康資源としての側面をもっているだけでなく, 園芸植物が育つフィールドや, 園芸植物を栽培・収穫する作業もまた健康資源になりうるというのが, われわれの考え方であり, その代表的な活用事例が園芸療法だと言える.

　しかし, 園芸の専門家だけで人の健康を左右する園芸療法を実践することがはたして可能であろうかという疑問の声が聞かれることも多い. 幸い, 環境健康フィールド科学センターはそのような問題に悩むことなく園芸療法を実践できる学際的な教育・研究環境に恵まれている. また, センター内には東洋医学専門の柏の葉診療所も2004年6月に設置され, 多くの患者さんが園芸療法の教育・研究活動に協力してくれている.

3) 千葉大学における園芸療法の試み

　センターでは2004年8月から9月にかけて, ボランティアと柏の葉診療所の患者さんを交えて, 果樹を活用した園芸療法 (2回) と, 蔬菜を活用した園芸療法 (1回) を試行したので, その詳細を紹介する.

　果樹を活用した園芸療法プログラムの参加者は, 1回目が14名, 2回目が12名であった. プログラムの内容は「ブドウ (巨峰) の収穫と調整」で, 三つの作業を順に行った. 最初は, ブドウの房を切り取る作業で, 手を上に上げたりする大きな動作が要求される. 次は, 房を調整する作業で, はさみを使った細かな動作が要求される. 最後は, 房の重さを量ってパック詰めする作業で, 他の参加者と協力しながら頭を使うことが要求される. 一連の作業を通して, すでに述べた園芸療法の多面的な効果が総合的に期待できる理想的なプログラムであり, 参加者はブドウ棚の下で巨峰の甘い香りに包まれながら,

楽しく作業を行った．

　収穫作業というのは，一連の園芸作業の中では最も達成感のある，やりがいのある作業である．しかし，他人が育てた果物や野菜を収穫するよりは，自分で苦労して育てた果物や野菜を収穫する方が喜びは大きいという人もいるかもしれない．また，収穫作業だけでなく，多様な園芸作業を四季の変化の中にうまく組み入れていくことができれば，自然との共生をより実感できるプログラムになるであろう．

　蔬菜を活用した園芸療法プログラム「ダイコンとニンジンの種まき」を，参加者14名で同じ時期に試行した．畑にダイコン11品種，ニンジン3品種の種をまく作業であったが，立ったり座ったりを繰り返す必要があったので，下半身には少しきつい動作が要求された．しかし，作業の前に蔬菜園芸の専門家から，ダイコンとニンジンの各品種についての興味深いレクチャーを受けていたため，いろいろな形や色のダイコンあるいはニンジンを収穫できることを想像しながら，楽しく作業を行えた．また，日常生活で土に触れる機会がほとんどない参加者にとって，種まきの作業は土との触れ合いを体感する喜びを与えてくれた．

　しかし，園芸作業はいつも楽しく，喜びを感じられるものではなく，時には辛く，悲しみを感じさせるような経験も伴う．畑にまいた種がその直後の大雨で流されてしまうこともあれば，収穫前の果物が台風で落とされてしまうこともある．自然というのは，人間の手によってコントロールできるものではないが，それでも人間は自然の中で生かされているということを実感するのは，人間の弱さを思い知らされるそのような経験を通してかもしれない．

4）千葉大学における園芸療法の研究

　わが国における園芸療法の実践は，1995年に園芸療法の研究会が設立されるようになってから急速に普及してきたが，園芸療法を学術的に研究する施設はまだまだ少ないのが実情である．また，園芸と医療の専門家がチームを作って取り組んでいる研究事例もほとんどない．その点，千葉大学環境健康フィールド科学センターは，園芸療法の研究を行うにあたって恵まれた状況

にあることはすでに述べたとおりである．

次に紹介するのは，園芸学部の学生が卒業研究のテーマに園芸療法を取り上げて，実践した結果の一部である．園芸療法の効果については，これまで，アンケートなどによる主観的評価が主であり，科学的検証の部分は不十分であった．そこで，本研究では，アンケートに加え，唾液中のコルチゾールおよびフリッカー値を客観的指標とし，園芸作業が心身に及ぼす影響を主観的かつ客観的に評価することを試みた．

対象者は，柏の葉診療所に通院中の患者21名（男性3名，女性18名，平均年齢63歳）である．園芸療法の試行期間は，2005年9月から11月の3カ月間で，参加者を10名前後の2グループに分け，2週間に1度，計6回，ハーブを用いた園芸作業やクラフト作業を実施した．検討項目は以下の三つの指標である．

第一の指標は主観的な気分の変化を質問紙法によって調査するPOMS（気分調査票）である．POMSで測定できる気分尺度は，「緊張-不安」，「抑うつ-落ち込み」，「怒り-敵意」，「活気」，「疲労」，「混乱」の6項目である．

園芸作業の前後でPOMSを実施したところ，「緊張-不安」，「抑うつ-落ち込み」，「怒り-敵意」，「疲労」，「混乱」の得点が有意に低下したことから，園芸作業によりネガティブな感情が減少し，気分が改善することが示された．

第二の指標は唾液中コルチゾール濃度である．コルチゾールは副腎皮質ホルモンの一種であり，ストレスを受けると血中や唾液中の濃度が高まることが知られている．採血をされるというストレスによっても血中コルチゾール濃度が増加することから，採取する際にあまりストレスのかからない唾液中コルチゾール濃度を検討したわけである．

園芸作業の前後で唾液中コルチゾール濃度を測定したところ，第1回目以外でその値が有意に低下したことから，園芸作業によりストレスが緩和されることが示された．第1回目だけは唾液中コルチゾール濃度に差がみられなかった理由としては，第1回目の作業時間が30分と短く（他の回の作業は約1時間），唾液中コルチゾール濃度が変動するには時間が不十分だったためではないかと考えられた．

第三の指標はフリッカー値である．フリッカー値とは，疲労度を測定するフリッカーテストによって計測される値であり，作業によって体が疲労すると減少する．種まきや鉢上げの園芸作業の前後でこのフリッカー値を比較したところ，約3割の被験者でフリッカー値が減少し，約5割の被験者でフリッカー値が増加した．一方，ポプリ作りや石鹸作りといったクラフト作業の要素が強い園芸作業の前後でフリッカー値を比較したところ，約8割の被験者でフリッカー値が減少し，2割弱の被験者でフリッカー値が増加した．この結果から，ポプリ作りや石鹸作りのようなクラフト作業の要素が強い園芸作業では疲労することが多いが，種まきや鉢上げのような園芸作業では，むしろ疲労軽減につながるリフレッシュ効果が高いことが示された．

以上の結果を総合すると，本研究で実施したハーブの栽培・利用作業を活用した園芸療法は，心理的な気分を改善し，ストレスの影響を緩和し，疲労を軽減することを通して，心身の不調を改善する効果をもっている可能性が示唆された．

5）関節リウマチ患者に対する園芸療法の効果

関節リウマチは，手指を始めとする複数の関節に慢性の炎症をおこす全身性疾患であり，関節痛と朝の手のこわばりが特徴的な症状である．適度な運動をすることによって，機能障害の進展を防ぎ，体力を維持することが必要だとされており，リハビリ体操などを積極的に行うことが勧められている．しかし，全身の関節を順番に動かすリハビリ体操は，単調で面白味がなく，意欲的に取り組むことが難しいという問題点も指摘されている．

一方，園芸療法は自分の興味・関心のある作業を行うことを通して，意欲的に運動に取り組むことができ，また自然の植物を扱うことによってリラックス効果も得られる．そこで，関節リウマチ患者を対象に，園芸療法の効果について，一般的なリハビリ体操と比較しながら，検討することを試みた[17]．

対象者は，柏の葉診療所に通院中の関節リウマチ患者5名である．園芸療法の試行期間は，2005年10月から11月の2ヵ月間で，毎週月曜日の全9回実施した．実施内容は，野菜（ハツカダイコン，リーフレタス）の栽培を中心と

する園芸作業と臨床の場で通常なされる手足のリハビリ体操を行うプログラムとした．作業の前後に唾液（コルチゾール測定用）の採取とPOMS（気分調査票）を実施し，作業による生理的・心理的効果を比較した．

その結果，唾液中コルチゾール濃度はリハビリ体操の前後で不変かあるいは増加するのに対して，園芸作業の前後では減少する傾向が見られた．すなわち，リハビリ体操に比べ，園芸作業の方がストレスを感じずに体を動かすことが可能であると考えられた．

また，POMSによる心理的な効果を見た結果，「活気」といったポジティブな感情は園芸作業の方がリハビリ体操よりも増加する傾向がみられ，「抑うつ－落ち込み」といったネガティブな感情はリハビリ体操よりも園芸作業を行うことにより減少する傾向がみられた．

以上の結果から，関節リウマチ患者に対する園芸療法の効果が示唆されたわけだが，単調に体操をこなすだけのリハビリ体操に比べ，園芸作業では，日々変化する植物の生長と向き合うことにより，常に新鮮な感覚を得られることなどが良い結果につながったものと推測された．

4．東洋医学と園芸療法の融合

東洋医学と園芸療法がそれぞれカバーする領域は重なり合う部分が広い．しかし，実際にこれまで東洋医学を担ってきたのは医師や薬剤師であり，園芸療法を担ってきたのは園芸療法士や看護士であり，それぞれの担い手が相互に交流することはほとんどなかった．したがって，東洋医学と園芸療法を融合するためには，困難な課題も少なからず存在するはずである．本節では，東洋医学と園芸療法それぞれの特質をふまえながら，両者を融合することの意味について考察してみたい．

1）東洋医学と園芸療法がカバーする領域

東洋医学（漢方）は日本の医療保険制度において，病気を治療するための正統な医学として認められている．漢方薬のほとんどは，医師の処方箋があれば保険が効くのである．最近では，80%以上の医師が漢方薬を処方した経験

をもっているという調査データもある．

　しかし，東洋医学がカバーする領域は病気だけでなく，未病の領域にまで広く及んでいる．もともと，東洋医学は未病を治すことを重視してきた歴史があり，病気になってから治療する医師よりも，未病の段階で健康を回復することができる医師の方がレベルは高いと認識されてきたのである．

　一方，病気を治療するために園芸療法を行うことは，日本の医療保険制度の中で正式に認められているわけではない．園芸療法士という資格も，国家が認定する資格ではない．医療制度の中では，リハビリテーションの手技の一つとして園芸作業を実施することができるだけである．

　園芸療法がカバーする領域は病気の治療よりもむしろ，健康の維持・回復・増進という領域にある．しかし，園芸療法が病気の治療にも良い影響を及ぼすであろうことは当然予想される．園芸療法が患者の心身に及ぼす影響について研究が進めば，将来的には医療保険制度の中にも正式に組み込まれるようになるかもしれない．

　いずれにしても，東洋医学と園芸療法がそれぞれカバーする領域は重なり合う部分が広く，両者を融合することによって相乗効果を生み出す可能性もある．そのためには，東洋医学の特質と園芸療法の特質にどのような共通的と相違点が存在するのかを，事前に把握しておく必要がある．

2）東洋医学の特質

　東洋医学を専門とする医師は，自然治癒力を活かすという考え方が治療の基本的なスタンスになっている．人間には，病気を自らの力で癒す働きがあるという生物的な健康生成過程を重視した考え方に立つのが東洋医学の特質である．

　また，漢方薬の原料はほとんどが自然の草根木皮である．西洋薬のように化学的に合成された単一の成分ではなく，自然のままの複合多成分系という漢方薬の特徴が，自然治癒力を賦活する治療法に適しているのである．

　このように，人間がもっている自然の力と，生薬がもっている自然の力の協同作業によって成立している漢方治療は，まさしく生物科学的な自然療法

であると言える.

　ここで,生物科学発展の歴史をたどりながら,西洋医学との比較も交えて,生物科学的な自然療法としての東洋医学の特質をより明確にしてみたい.

　これまでの生物科学の発展は,分析的手法による細分化の方向へと進んできた.19世紀にドイツのウィルヒョウが,病気とは細胞の異常であるという細胞病理学説を提唱して以来,西洋医学は病理学を基礎に体系化されてきた.

　その後の20世紀における生物科学の発展は,細胞レベルから分子レベルへと舞台を移し,ヒト遺伝子の塩基配列が全て解読されるまでになった.病気を要素の異常に還元して理解する西洋医学の思想は,生物科学の成果を活用した遺伝子診断や遺伝子治療として開花しつつある.

　西洋医学が要素還元論を土台にして,分析的な視点で病人を捉えているのに対して,東洋医学はシステム論を土台にして,総合的な視点で病人を捉えている.20世紀における生物科学の発展は,西洋医学の要素還元論的なアプローチに寄与してきたが,自然治癒力が関与する健康生成過程や,複合多成分系としての漢方薬の作用について明らかにすることはできなかった.

　しかし,最近の生物科学は,非常に複雑な生命現象をトータルに理解することを目指し始めている.研究の対象となるのは遺伝子の情報発現プロセス,細胞内や細胞間の情報伝達プロセス,脳のような高次情報ネットワーク,これら全てが互いにコミュニケートして創出される情報処理システムなどである.

　そのようなプロセスやネットワーク,システムの異常として病気を理解することが可能になれば,東洋医学のような自然療法の効果発現のメカニズムを明らかにすることも可能であろう.21世紀の生物科学はよりシステム論的なアプローチに寄与する方向で発展するものと期待している

3）園芸療法の特質

　東洋医学と同様に,園芸療法もまた「自然を活かす」という自然療法としての特質をもっている.園芸療法に期待できる四つの効果についてはすでに述べたが,その中でも,自然との触れ合いが五感を刺激する効果や,植物を育

てる楽しみによってもたらされる効果は，自然を活かすという園芸療法の特質をよく表している．

東洋医学が生物科学的な自然療法であるのに対して，園芸療法は人間科学的な自然療法であると位置づけることができる．生物科学的な自然療法としての東洋医学は，体の中から働きかける手法によって，生物的な健康生成過程を促進することに重点をおいている．それに対して，人間科学的な自然療法としての園芸療法は，体の外から働きかける手法によって，社会的な健康生成過程を促進することに重点をおいている

園芸作業を通して，人間と植物との間に関係が生まれ，そこに日常とは異なる体験が生まれる．また，園芸作業を通して，人間と人間との間に関係が生まれ，そこに新たなコミュニケーションが生まれる．そのような体験やコミュニケーションによって，外から働きかけるのが園芸療法の特質である．

したがって，園芸療法には，健康生成過程に関与する社会的要因として最も重要な役割を演じているとされるコヒアランス感（sense of coherence：SOC）を強化する可能性があり，この点が東洋医学にはない優れた特質ではないかと筆者は考えている．

アントノフスキーによると，コヒアランス感とは人生におけるストレスフルな出来事を理解可能で，処理可能なだけでなく，有意義な出来事として意味づけることのできる信頼感覚である[18]．

人生における出来事は，秩序づけられ，予測可能で，説明可能であるという「把握可能感」，人生の出来事から生じる要求に対応するための資源を自在に用いることができるという「処理可能感」，そしてこの要求は投資や関与に値する挑戦であるという「有意味感」，これら三つの感覚が統合されて生まれる包括的，持続的，かつ動的な信頼と調和の感覚がコヒアランス感なのである[19]．

現代のストレス社会に生きる我々が遭遇する出来事は，コヒアランス感にどのような影響を与えているのであろうか．無秩序で予測不能で，把握できない出来事，自分の力や他者の協力で対処できない出来事，意味や価値を見出すことができない出来事，そのような出来事が日常にありふれているスト

レス社会においては，そこに生きる人々の間に信頼と調和の感覚は育ちにくく，結果的にコヒアランス感は非常に脆弱なものとなってしまう．このような時代であるからこそ，日常の生活の中で，コヒアランス感を強化するような出来事を意識的に経験することが，ストレス社会に生きる我々の課題となっているのである．

園芸療法の中に，自然との触れ合いや園芸作業，仲間との協同といった複数の要素をうまく組み入れることで，コヒアランス感を回復する体験を提供することが可能である．園芸作業を通して自然の法則に従って植物が成長する姿を見たり，自分の力と仲間の協力で園芸作業がうまくできたり，世話をすれば，植物はそれに応えてくれるという実感を得たりすることで，信頼と調和の感覚を回復することができるのである．

4）東洋医学と園芸療法の融合にむけて

東洋医学と園芸療法はどちらも，自然を活かすという共通の特質をもっているが，両者の特質にはいくつかの相違点も見られた．とくに，健康生成過程に関与する生物的要因（生物科学的側面）と社会的要因（人間科学的側面）のどちらにより強く働きかけることができるのかという点で，両者の違いが顕著に見られた．このような東洋医学と園芸療法それぞれの特質について十分に理解したうえで，両者を融合する試みを進めていく必要がある．

千葉大学環境健康フィールド科学センターでは，東洋医学の専門家と園芸の専門家が意見を交換し合いながら，それぞれの専門の垣根を乗り越える努力を積み重ねてきた．異なる分野の専門家が同じ場所で研究を行い，意見交換し，教え合うことで，相互に理解しあう努力をしてきたが，協同の実践を通して相互理解を深めることが，より完成度の高い実践につながっているのだと感じている．園芸療法という共通のテーマに取り組むことで，お互いに今までとは異なる新しい刺激を与え合うことができているようである．

西條剛央は「構造構成主義とは何か」という著書の中で次のように述べている[20]．

単一の場所（実験室/現場）に身を置き，単一の関心に基づき専門特化した

研究に真面目に従事し，ある程度の成果を積み重ねてきた人であればあるほど，自らの領域，学範，研究法を絶対視しがちになる．（中略）実験室と現場の双方に身を置いたり，あるいは関心の通時的移り変わりによって双方に身を置いたことのある研究者は，双方の確信を相対化することが自然とできるようになるということが考えられる．

　この西條の指摘によると，西洋医学を専門とする医師は，病気というものの診断と治療にだけ関心を向けて，従来の科学的・分析的な手法を絶対視するがゆえに，現代社会において課題となっている健康問題の解決に向けて柔軟な考え方で取り組んだり，医学以外の専門領域の研究者とコラボレートしたりすることが難しいということになるのかもしれない．

　東洋医学を専門とする医師もまた，東洋医学の考え方を絶対視するがゆえに，柔軟性に欠けるというリスクを同じようにかかえている．したがって，西洋医学的な手法だけを絶対視することなく，東洋医学的な考え方も受け入れる柔軟性をもった医師の場合にのみ，医学以外の専門領域の研究者ともコラボレートすることが比較的容易になるのだと言えそうである．

　このことは，医学だけでなく全ての領域の専門家においても当てはまることであろう．それでは，自らの領域，学範，研究法を絶対視することなく，異分野の全く異なる考え方をどのようにすれば受け入れることができるのであろうか．そのためには，自らの領域，学範，研究法の絶対的な正当性をまず疑うことが必要である．その有効性を認めつつ，限界があることも認めなければならない．

　西洋医学の限界を認めることができれば，西洋医学にはない東洋医学の特質を受け入れることができるのである．医学そのものの限界を認めることができれば，医学以外の専門家の意見にも耳を傾けることができるのである．そして医学の専門家が，医学以外の専門家の意見にも耳を傾ける用意ができた時に初めて，健康問題の解決に向けて一歩を踏み出したことになるのだということを自戒の意味も込めて指摘しておきたい．

5．おわりに

筆者はこれまで，東洋医学の現場を体験しつつ，その活動について考えることを専門にしてきた．最近になって，園芸療法についても体験し，考える機会をもてるようになったわけであるが，その中で筆者自身にとっても新しい発見がいくつかあった．とくに，生物学的な自然療法としての東洋医学と，人間科学的な自然療法としての園芸療法という理解の仕方は，両者の相互補完的な関係をうまく説明できているのではないかと感じている．

理屈はともかく，実際に園芸療法に参加している患者さんの様子を観察していると，一人で，あるいはみんなで，楽しみながら園芸作業をすることが理屈ぬきで健康増進に寄与するということが了解できるものである．ただし，そのことを客観的に実証し，そのメカニズムを科学的に解明するのは容易ではない．

千葉大学環境健康フィールド科学センターでは，東洋医学の実践を核にしながら園芸療法だけでなく，薬膳療法や環境健康教育といった園芸健康資源を活用した様々な試みを推進することにより，国民の健康増進に貢献しているところである（図5.5）．東洋医学と園芸療法を融合する試みはまだ緒についたばかりであるが，本稿がこれからの農医連携を考えるうえで少しでも参考になるところがあれば幸いである．

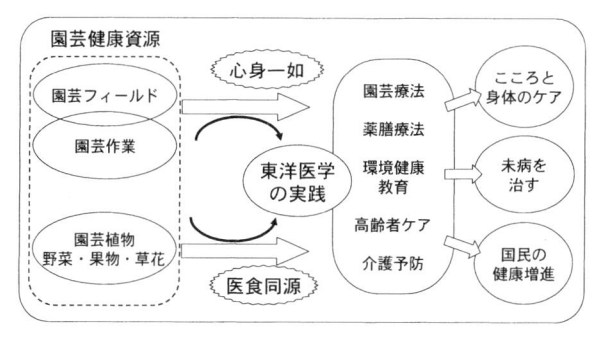

図5.5　園芸健康資源を活用した様々な試み

参考文献

1) 福生吉裕：未病からみた動脈硬化-その歴史からの展望と社会的意義，日本未病システム学会雑誌，11 (2)，237-241 (2005)
2) アーロン・アントノフスキー：健康の謎を解く，有信堂，東京，(2001)
3) Asaka, M., Kimura, T., Kudo, M. et al. : Relationship of Helicobacter pylori to serum pepsinogens in an asymptomatic Japanese population, Gastroenterology 102 : 760-766 (1992)
4) 折茂 肇：高齢者医療における漢方治療の意義．高齢者のための漢方薬ベストチョイス，医学書院，東京，p.1-6 (1999)
5) 喜多敏明：東洋医学と自然治癒力-漢方薬で元気を回復-，医食農同源のサイエンス，サイエンスハウス，東京，p.29-41 (2006)
6) 喜多敏明：東洋医学とストレス-漢方薬で心のケア-，医食農同源のサイエンス，サイエンスハウス，東京，p.53-65 (2006)
7) 竹尾愛理：女性専用外来で有効な漢方薬について，千葉漢方ルネッサンス，九段舎，福岡，p.34-42 (2004)
8) 樋口清博・渡辺明治：肝硬変症例における十全大補湯による肝癌抑制効果の検討，Methods in Kampo Pharmacology 5，29-33 (2000)
9) 黒田胤臣・今井 順・玉熊正悦：十全大補湯による抗癌剤副作用防止効果および臨床免疫学的検討，Biotherapy 3 (4)，789-795 (1989)
10) 藤原道久・河本義之：婦人科癌化学療法における骨髄抑制に対する十全大補湯の有用性，産婦中四会誌 47 (2)，153-157 (1999)
11) 寺澤捷年：瘀血病態の科学的解明，日本東洋医学雑誌 48 (4)，409-436 (1998)
12) Sekiya, N., Tanaka, N., Itoh, T. et al. : Keishi-bukuryo-gan prevents the progression of atherosclerosis in cholesterol-fed rabbit, Phytotherapy Research 13 (3)，192-196 (1999)
13) 福原俊一：いまなぜ QOL か-患者立脚型アウトカムとしての位置づけ，臨床のための QOL 評価ハンドブック，医学書院，東京，p.2-7 (2001)
14) Fukuhara, S., Bito, S., Green, J. et al : Translation, adaptation, and validation of

the SF-36 Health Survey for use in Japan, Journal of Clinical Epidemiology, 51 (11), 1037-1044 (1998)
15) 角野めぐみ・喜多敏明・川嶋裕子, 他:短期間の漢方治療がQOLに及ぼす影響－疼痛患者における活力の重要性－, 日本東洋医学雑誌 56(別冊), 224 (2005)
16) 喜多敏明・角野めぐみ・川島裕子, 他:初診患者における気血水病態がQOLに及ぼす影響, 日本東洋医学雑誌 56(別冊), 224 (2005)
17) 藤井英二郎・岩崎　寛・三島孔明, 他:園芸緑地資源の医学療法への利用に関する萌芽的研究, 食と緑の科学 60:109-115 (2006)
18) アーロン・アントノフスキー:健康の謎を解く, 有信堂, 東京 (2001)
19) 橋爪　誠(訳):健康生成論の理論と実際, 三輪書店, 東京, p.2 (2004)
20) 西條剛央:構造構成主義とは何か. 次世代人間科学の原理, 北大路書房, 京都, p.5 (2005)

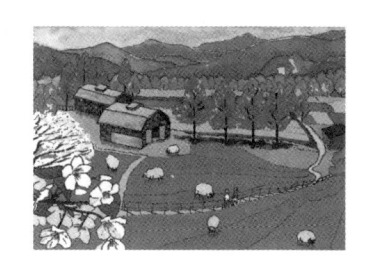

第6章　人間の健康と機能性食品

春見 隆文

日本大学教授

1．はじめに

　食に対する現代人の一番の関心事は健康と安全であろう．不老長寿は万人の願いであり，歴史を辿れば食について信仰にも似た様々な習慣や行いが存在していたようである．現在，31兆円を超える国民医療費は，このまま行けば近い将来50兆円に達するものとみられ，制度自体の破綻を来す懸念から老人医療費の値上げ，個人負担割合の増大など，庶民にとってはあまり有り難くない様々な制度改革が進められているところである．ガン，心疾患，脳卒中などの生活習慣病の増加がその主要因であり，治療から予防への考えが進みつつある医療分野においても，食による疾病予防，健康増進機能への期待が膨らんでいる．

2．食品の機能性と機能性食品（food function, functional foods）

　食品の機能性および機能性食品は，文部科学省のプロジェクト研究「食品機能の系統的解析と展開」（1984～86）の中で提唱された概念で，図6.1に示すように，食品には栄養性（一次機能），嗜好性（二次機能）の他に生体防御や体調調節などの生理機能性（第三次機能）が存在するというものである．

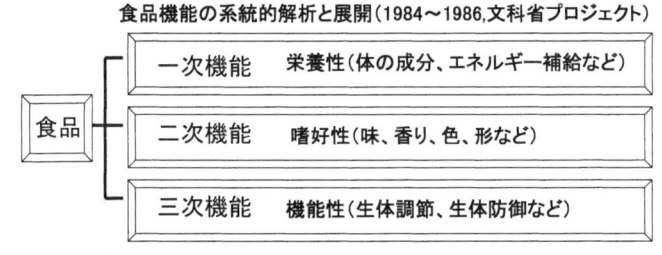

食品機能の系統的解析と展開（1984～1986,文科省プロジェクト）

食品
- 一次機能　栄養性（体の成分、エネルギー補給など）
- 二次機能　嗜好性（味、香り、色、形など）
- 三次機能　機能性（生体調節、生体防御など）

Nature誌で世界に向け発信（1993年）
　Functional foods, Functional food science, Food function
機能性食品
法的な根拠に基づく用語ではないが、食品業界・団体で広く浸透

　　図6.1　食品の機能性と機能性食品
　　　　　（Food function, Functional foods）

　とくに，食生活が生活習慣病などに及ぼす影響が数多くの科学的データによって明らかにされた点において，従来にない画期的な研究となった．これを機に，日常の食品（食品成分）の摂取によって栄養補給や健康の維持のみでなく，積極的に疾病の予防あるいは治療を行おうとする機運が盛り上がり，食と健康のあり方について食品・栄養研究者は勿論，消費者，食を提供する食品産業・農林水産業からも熱い視線が送られることとなった．さらに，ネイチャー誌（1993年）によって海外にも紹介されたこともあり，欧米ではNeutraceuticals（ニュートラシューティカルズ），Designer foods（デザイナーフーズ）などの概念とともに，食品機能研究のための体制作りが積極的に進め

られることとなる．現在では Functional foods の考え方のもとに，機能性食品科学（functional food science）という新学問領域の体系化と，実践面での機能性食品の開発に向けた精力的な取り組みが行われている．このように食品機能（Food function），機能性食品（Functional foods）という用語は世界的に広く普及したが，後者は法的定義に基づくものではなく，国際的にはむしろ食品関連業界における慣用語としての認識が強い．したがって，同様の概念であっても，日本と欧米ではその栄養補給や保健機能における扱いが必ずしも同一レベルにあるわけではない．

3．特定保健用食品と dietary supplement, food supplement

わが国では生理機能性が科学的に実証された（evidence-based）食品または食品成分についてヒト介入試験を実施し，保健の用途に適すると判断されたものは特定保健用食品（トクホ）として健康効能（健康強調表示，health claim）を謳うことが認められ，その食品品目は平成18年4月17日現在で583品目に上る．一般的には機能性食品という用語は，この特定保健用食品を指して使われる場合が多い．なお，特定保健用食品は健康増進法において，病者用食品，妊産婦用食品，乳児・幼児用食品，高齢者用食品などと同じ，特

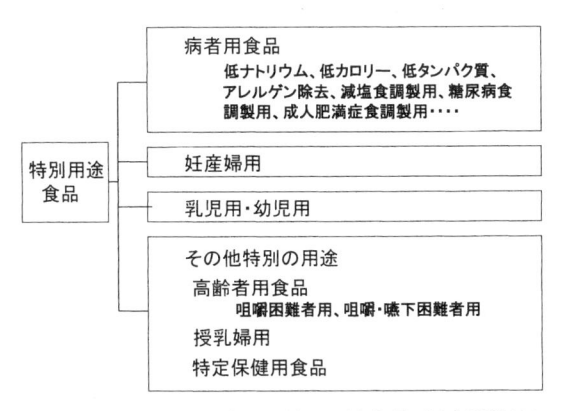

図6.2　特定保健用食品，特別用途食品（健康増進法）

別用途食品の中の一つに定義されている（図6.2）．

また，平成13年には新たに「保健機能食品制度」が導入され，「トクホ」に加え，規格基準型の「栄養機能食品」が創設された．これには，従来からその栄養機能が知られていたビタミン類（ビタミン A, B_1, B_2, B_6, B_{12}, C, D, E, ナイアシン, パントテン酸, ビオチン, 葉酸）およびミネラル（カルシウム，鉄，亜鉛，銅，マグネシウム）が含まれ，必ずしも通常の食品の形態に限定されない．特定保健用食品の健康機能は表6.1にあるように，整腸，血糖値，コレステロール，血圧，虫歯，ミネラル吸収，骨の健康，中性脂肪などが気になる人に‥‥等々の表示が許可されている．しかし，疾病リスクの低減効果（例えば，ガンを予防する‥‥など）を強調することはわが国ではまだ認められておらず，今後，医学領域との連携により，食品の生理機能性と疾病予防効果との関連についてより信頼性の高い研究データの蓄積が期待されるところである．

表6.1 特定保健用食品およびその健康増進機能が期待される成分

お腹の調子を整える食品 　オリゴ糖，ラクチュロース，ビフィズス菌，乳酸菌，食物繊維（難消化性デキストリン，ポリデキストロース，グアーガム，サイリウム種皮など）
血糖値が気になる方の食品 　難消化性デキストリン，小麦アルブミン，グアバ葉ポリフェノール，L-アラビノースなど
コレステロールが高めの方の食品 　キトサン，大豆タンパク質，低分子化アルギン酸ナトリウム
血圧が高めの方の食品 　ラクトトリペプチド，カゼインデカペプチドド，杜仲葉配糖体（ゲニポシド酸）など
虫歯になりにくい食品 　パラチノース，マルトース，エリスリトール，キシリトールなど
ミネラルの吸収を助ける食品 　クエン酸リンゴ酸カルシウム，カゼインホスホペプチド，ヘム鉄，フラクトオリゴ糖など
骨の健康が気になる方の食品 　大豆イソフラボン，MBP（乳塩基性タンパク質）など
食後の血中の中性脂肪を抑える食品 　ジアシルグリセロールなど

表6.2 Dietary Supplement, Food Supplement[1]
栄養・健康状態とその対応食品

栄養欠乏状態····栄養素(成分)強化食品 　　　　　　　Enriched food, Fortified food 栄養過剰状態····低減(化)食品 　　　　　　　Light food, Reduced food 欠乏・過剰混合状態····栄養補助食品(成品) 　　　　　　　Supplement	
Dietary supplement (米国, 健康補助成品) 　　　　　　ビタミン, ミネラル, ハーブ, 生薬, アミノ酸, 植物性抽出物, 代謝産物など Food supplement (欧州, 健康補助食品) 　　　　　　上記からハーブ類を除く	

　一方, 米国では, Functional foods は単に脂肪, 炭水化物, コレステロールなどを減らしただけの飲食料品も含んでおり, 日本でいうところの機能性食品は dietary supplement (ダイエタリーサプリメント, 健康補助製品)として扱われている. また, EPA, DHA などの ω-脂肪酸, オート麦 β-グルカン, 亜麻仁油 γ-リノレン酸など一部の食品成分について, 制限付きではあるが疾病リスクの低減効果(心疾患の予防効果など)を表示することが FDA (U. S. Food and Drug Administration) により認可された. dietary supplement は食品としての形状をなさないものがほとんどで, ビタミン, ミネラル, アミノ酸, ハーブ, 植物抽出物などが含まれ, 食品よりもむしろ, 栄養過剰と欠乏の入り混じった半健康状態に対応する, 食品と医薬品の中間的なものとしての位置づけである[1]. また, 欧州ではこれらからハーブ類などを除外して, 食品補助製品(food supplement)としている(表6.2).

4. 特定保健用食品, dietary supplement の市場

　現在, わが国における健康食品(いわゆる健康食品)市場は1兆2,000億円, 特定保健用食品はそのうちの半分, 約6,000億円に及ぶと推定されている. 過去数年来, 順調な伸びを見せてきたが, ここにきて新たな法的規制や安全性評価の問題で一時程の伸びはない. 大豆に含まれるイソフラボンは, 植物性エストロゲンとして乳ガンや骨粗相症に有効とされる反面, 過剰摂取した場

合の問題点も指摘されていた．特定保健用食品としての摂取上限値を何ミリグラムとするかを巡って，厚生労働省と食品産業界の間で，研究者やマスコミを巻き込んだ論争となったが，確かに機能性成分の効果は年齢，性別，体調，食習慣などによって種々に異なることが予想され，上限値の設定が難しい．しかし，食品から自然に摂取する量と，サプリメントとして添加する量は明らかに分けて取り扱う必要があろう．最近，食品安全委員会が上限値を30ミリグラムとする答申を出して一応の決着をみた．コエンザイムQについても同様な論争が持ち上がっており，今後，規制官庁と産業界の間でせめぎ

```
肥満：1億3,000人またはBMI＞25、6〜11歳の15％が肥満
高コレステロール：1億人以上、児童の10％が高コレステロール
高血圧：5,000万人，　糖尿病：1,800万人
骨粗しょう症：1,000万人，　感染症：4,300万人
運動不足による死亡：40万人，　喫煙による死亡：23.5万人
```

米国人が食品を購入する際に重視する要素

（横棒グラフ：総カロリー，脂肪含量，カロリー（脂肪），飽和脂肪酸，コレステロール，炭水化物，ナトリウム，タンパク質　単位％，0〜45）

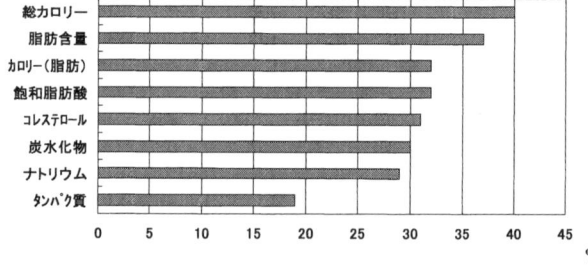

図6.3　米国における Dietary supplement と Functional food[3]

表6.3　米国の栄養・健康関連食品の市場[3]

製品　金額（億ドル）2003 year		・伸びが大きいのは Natural/Organic と Lesser evil　Lesser evil：低塩分，低脂肪，低炭水化物，低カロリーの食品
Supplements	198	・Supplements や Functional foods の伸びはそれ程大きくはない
Natural/Organic	164	・健康強調表示（health claim）認可　　ω-脂肪酸（EPA, DHA）
Functional foods	219	オート麦β-グルカン　　亜麻仁（α-リノレン酸）
Lesser evil	596	・評価が進行中のもの
（Total food sales	5,550）	グルコサミン，コンドロイチン　　イチョウ葉，緑茶カテキン

あいが多発することが予想される.

米国では Dietary supplement, Functional food ともに約200億ドル, 欧州での Functional food は100億ユーロ (120億ドル) とされる. 図6.3に示すように, 国民の約半数の1億5,000万人が肥満, 1億人が高コレステロール, 5,000万人が高血圧症という米国では, 食品を購入する際に重視視する要素として総カロリー, 脂肪含量, コレステロールなどが上位にランクされている[2]. これを反映して, 米国での栄養・健康関連食品の市場で伸びが大きいのは Lesser evil と総称される低塩分, 低脂肪, 低カロリー, 低炭水化物食品, および Natural / Organic (自然・有機食品) などの食品群であり, Supplement や Functional foods の伸びはそれ程大きくはない (表6.3[2]).

5. 食品による生活習慣病の予防研究

現在まで明らかになっている生活習慣病の食品による予防研究には以下のようなものが知られている.

(1) ガンの予防
- 発ガン物質の発ガン作用の低減化 (ポリフェノール, カロテノイド, 食物繊維, ブロッコリ・スルフォラファンなど)
- 免疫系の活性化によるガン細胞の破壊 (海藻フコイダン, キノコ・大麦 β-グルカンなどの多糖類など)
- ガン細胞の分化誘導, アポトーシス誘導作用 (イソフラボン, ケルセチン, フロレチン, プロアントシアニジンなどのフラボノイド)
- アポトーシス誘導作用 (フラボノイド)

(2) 動脈硬化の予防
- 高脂血症の予防 (多価不飽和脂肪酸 DHA, および EPA, α-リノール酸, 大麦 β-グルカン, 海藻アルギン酸, 果実ペクチン, 大豆タンパク質, 大豆サポニン, 茶カテキンなど)
- 低密度リポタンパク質 (LDL) の酸化予防 (ビタミン C, ビタミン E, カロテノイド, 茶カテキン, ぶどう赤色色素・アントシアニン, 同・レスベラトロールなど)

- 高ホモシステイン血症の予防（ビタミン B_6，ビタミン B_{12}，葉酸）

(3) 高血圧症の予防
- アンジオテンシン変換酵素（ACE）の阻害による予防（カゼイントリペプチド，いわし筋肉ジペプチド，大豆トリペプチドなど）
- 高血圧自然発症ラット（SHR）による高血圧予防成分の探索（γ-アミノ酪酸（GABA）含有茶（ギャバロン茶），発芽玄米，米糠発酵エキス，キトサン，ビタミン C，α-リポ酸など）

(4) 糖尿病の予防
- 急激な血糖上昇の抑制（食物繊維，ギムネマ酸，アルブチン，フロレチン，インクレチン阻害ペプチドなど）
- タンパク質などのグリケーション（糖化）の抑制（フラボノイド，ピルビン酸，キレート化合物など）

(5) 老化・痴呆症の予防

（多価不飽和脂肪酸 DHA，および EPA，葉酸，ビタミン $B_6 \cdot B_{12}$，α-リポ酸，卵黄レシチン，アラキドン酸など）

(6) アレルギー予防

（乳酸菌・ビフィズス菌，柑橘・茶フラボノイド，β-グルカン，オリゴ糖など）

野菜，果物，香辛料などによる生活習慣病，中でも死因の第1位を占めるガンの予防効果に関する研究が米国，日本など世界各国で進められている．たとえば，イタリアや中国の一部にみられるニンニクの摂取が多い地方では，胃ガンの発症が非常に少ないという報告がある．「果物と野菜の発ガン予防効果についての報告」(1996年，米国)[3]では，胃ガン，大腸ガン，食道ガン，乳ガンなどに関する症例研究で，162例のうち127例に予防効果がみられたという．また，脂肪摂取量で米国と大差のないフィンランドで乳ガンや前立腺ガンが少ないのは，フィンランド人が常食しているライ麦パン中のリグナンが，ホルモン（女性ホルモン，エストロゲン）依存性のガンである乳ガンの発症抑制に関与していることが示された．

とはいえ，食品の疾病予防効果についてはまだまだ不明な点も多く，その

最終評価に当たっては，人による大規模な介入試験が不可欠である．その典型例とされるのが，中国とフィンランドで行われた β-カロテン（カロチン）の肺ガン予防効果に関する介入試験である．中国で約3万人の成人を対象に5年間行われた β-カロテンの投与試験の結果，ガン死亡率が13％，なかでも胃ガンの死亡率が21％も低下するという画期的なデータが得られたのに対し，フィンランドで2万9,000人の喫煙者を対象に6年間行われた投与試験では，逆に肺ガンの死亡率が18％も増加したという．また，米国においても，喫煙者とアスベストに暴露された人を対象とした β-カロテンの介入試験で，肺ガン患者が28％も増加したという結果が得られている．詳細はなお未解明であるが，これまでの解析によれば，自然界に600種以上と予測されるカロテノイド類のうち，血液中には少なくとも14種が存在することから，これらの相矛盾する結果は β-カロテンのみに焦点を当て過ぎたことに起因するものであろうと推定されている．ヒト介入試験の重要性を再認識させるとともに，特定成分のみに期待しすぎて，長期間摂取し続けることの危険性をも示唆するデータとなった．

　表6.4に，大沢ら[4]が作成した「ガン予防効果が期待できる12の食品群」を掲載した．米国の「デザイナーフーズ」計画に取り上げられた食品に，日本で

表6.4　ガン予防効果が期待できる12の食品群[4]

食品群	品　目
ユリ科	タマネギ，ニンニク，アサツキ，ニラ
アブラナ科	キャベツ，ブロッコリー，カリフラワー，ダイコン，カブ，芽キャベツ
ナス科	トマト，ナス，ピーマン，ジャガイモ
セリ科	ニンジン，セロリ，パースニップ，パセリ，セリ
ウリ科	キウリ，メロン，カボチャ
キク科	ゴボウ，シュンギク
ミカン科	オレンジ，レモン，グレープフルーツ
キノコ科	シイタケ，エノキダケ，マッシュルーム，キクラゲ
海草類	ヒジキ，ワカメ，コンブ
穀類・豆類・油糧種子	玄米，全粒小麦，大麦，亜麻，エン麦，大豆，インゲン，オリーブ
香辛料	ショウガ，ターメリック（ウコン），ローズマリー，セージ，タイム，バジル，タラゴン，カンゾウ，ハッカ，オレガノ，ゴマ，シソ
嗜好品	緑茶，紅茶，ウーロン茶，ココア

の研究でガン予防効果が期待される食品を加えて分類したものである．一度に特定の成分を大量摂取することには意味がなく，異なった種類の野菜や果物を組み合わせて，毎日少しずつ摂取することが大切であるとしている．

6．ニュートリゲノミクスとテーラーメード食品

食品機能の研究および機能性食品の開発に当たって重要なのは，機能性成分（機能性食品因子）と健康保持・増進に関するデータベースの構築，ゲノム情報に基づく分子レベルでの解析，およびテーラーメード（オーダーメード）食品の開発であろう．

1）機能性食品成分（Food factor）のデータベース化

食品の機能性成分は非栄養性因子であるため，従来の食品成分表には含まれない．したがって，栄養素と同様に摂取量が推定できるデータベースの作成が必要である．また，食品の疾病予防や健康増進に関する研究は数多いが，一般の目に触れずに文献情報のまま埋もれてしまうことも多い．これらを発掘・収集して検索可能なデータベースとして蓄積しようとする試みが行なわれている．評価の基準は，①ヒトでの効果が科学的に確認されている，②動物試験で効果が得られている，③培養細胞で効果が得られている，④評価不能なもの，⑤評価がない，などに分類される必要がある．このようなデータベースが構築されれば食品機能成分の摂取量が推定でき，健康維持のための食生活指針や栄養摂取管理が可能となる．さらに，機能性成分の分子設計，適量の機能性成分を含む野菜・果実などの育種生産や利用加工など，疾病予防や健康増進を目指した臨床栄養，食品，農業分野への情報提供が可能となる．文部科学省プロジェクト研究「機能性食品因子」（統括リーダー，荒井綜一東京農大教授）で構築されたデータベースがweb上で公開されており（http://www.life-science.jp/FFF/index.jsp），これからの食と健康を考えるに際して大いに参考となろう．

2）ニュートリゲノミクス

　成長・成熟，代謝・調節，物質変換など，生物のあらゆる機能は細胞中の核に存在するDNAに情報として組み込まれている．この情報がmRNA（メッセンジャーRNA，伝令RNA）に鋳型として写し取られ（転写），その後リボソームとよばれる細胞内の小器官でタンパク質に変換される．タンパク質はさらに修飾を受け，ホルモンや生理活性物質で制御されながら様々な生理機能を発揮する．生物のセントラルドグマといわれる生物の基本原理である（図6.4）．

　食品成分が疾病予防，健康増進などの生理機能性をあらわすときには，その成分が何らかの生体情報シグナルとして，直接・関接に遺伝子（とくに転写

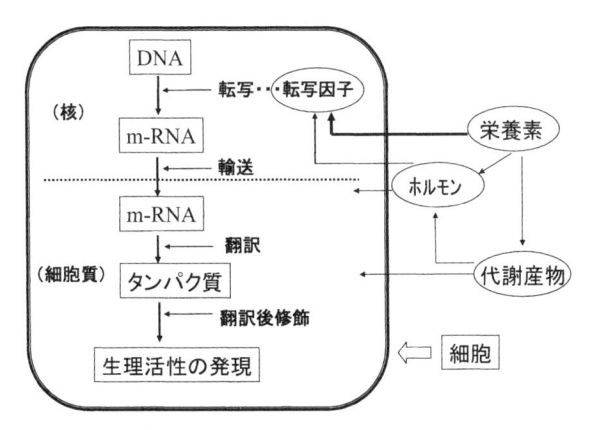

図6.4　食品成分とニュートリゲノミクス（Nutrigenomics）
　　　　栄養成分の機能を遺伝子との関わりから解析

表6.5　食品成分と標的遺伝子

栄養成分	標的遺伝子	人体への影響
葉酸	DNAのメチル化	ガン
脂肪酸	核内転写因子への結合	糖尿病
ビタミンD	m-RNAの安定化	糖尿病
フラボン類	m-RNA合成の促進	ガン
テアフラビン	m-RNA合成の抑制	関節炎

レベル)に働きかけているものと考えられる．表6.5は関連が明らかとなった食品成分とその標的遺伝子の一例である[5]．このように，食品由来成分が遺伝子発現・制御に及ぼす影響を研究する学問分野をニュートリゲノミクスと呼ぶ．ヒト介入試験は最も信頼性が高いが，被験者の確保や倫理上の問題などから制約が多い．また，肥満や炎症などの病態に関連する代謝系の遺伝子は数多くあり，一つずつ解析して行くのは容易ではない．ニュートリゲノミクスでは，DNAマイクロアレイ（チップ）を用いて数百，数千の遺伝子発現に対する食品成分の影響を一度に解析する．これにより，食品機能成分の体内代謝や，代謝された成分がどこでどのように働くかが推定可能となる．

ニンジンレチノイドやサケ不飽和脂肪酸は，PPAR（脂肪酸/プロスタグランジン核内受容体）複合体を経由して特定遺伝子に結合し，脂肪酸合成を抑制したり脂肪酸酸化を促進することが知られている．図6.5に示すように，これらの成分は，PPARやPXRなどの受容体に結合することによって標的遺伝子（脂肪酸やコレステロールの合成・分解，炎症反応などに関与する酵素遺伝子）に働きかけ，その発現を促す．受容体は標的遺伝子のある特定の箇所に存在しており，食品成分などのない状態では遺伝子発現の司令塔であるプロモーターへシグナルを送らず，遺伝子は転写されない．受容体の結合部位に食餌由来の特定成分や代謝産物が結合するとシグナルがプロモーターに伝達され，

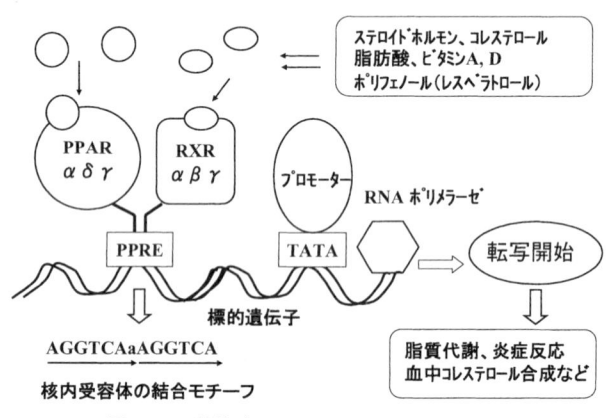

図6.5　栄養成分による遺伝子の発現調節

表6.6 ニュートリゲノミクスの研究例

- ω-3, ω-6脂肪酸を含む餌をラットに投与[6)]
  12,000の遺伝子中, 300以上の遺伝子の発現量が変化
- セレン補強ブロッコリをマウスに投与[7)]
  数個のアポトーシス関連遺伝子の転写が増加
- 12.5％ココアパウダーを含む餌をラットに投与[8)]
  白色脂肪細胞中の脂肪酸合成酵素関連遺伝子, 脂肪酸輸送タンパク質の発現が低下
- 亜鉛の推奨量をヒトに10日間投与[9)]
  血中のZn結合タンパク質の遺伝子発現が有意に上昇
- COX-2遺伝子の発現調節能をもつ植物成分[10)]
  約1,000の成分の中から, ターメリック・クルクミン, ブドウ・レスベラトロール, 茶カテキン, 紅茶テアフラビン, ビタミンEに活性を見出す

標的遺伝子がスイッチ・オンの状態となって遺伝子発現が起き, 酵素が合成されるのである.

表6.6にニュートリゲノミクスの研究例を示す. ω-6またはω-3脂肪酸を含む餌を与えたラットをDNAマイクロアレイで解析した結果, 12,000の遺伝子中300を超える遺伝子の発現量が変化していたという. また, ヒト培養細胞を用いて, 約1,000の植物抽出物につきスクリーニングが行われた結果, ターメリックのクルクミン, ブドウのレスベラトロール, 緑茶のカテキン, 紅茶のテアフラビン, ビタミンEなどに, COX-2遺伝子（炎症発現に関連する遺伝子）の発現制御活性をもつ因子が見出されている.

これらはいずれもニュートリゲノミクスにより始めて明らかにされた結果であり, ゲノム情報やDNA解析技術の応用がなければ得られなかった情報である. さらに, 食品成分同士の複合効果や複合によるマイナス効果など, 単一成分からは想定されなかった機能の解析にも効果を発揮すると考えられている.

3）テーラーメード食品・栄養指導

ゲノム技術のもう一つの応用に, テーラーメード食品あるいはテーラーメード栄養指導がある. ヒトゲノムにおけるSNP（Single nucleotide polymorphism, 1塩基多型）を利用したものである. SNPは数百塩基に1個と

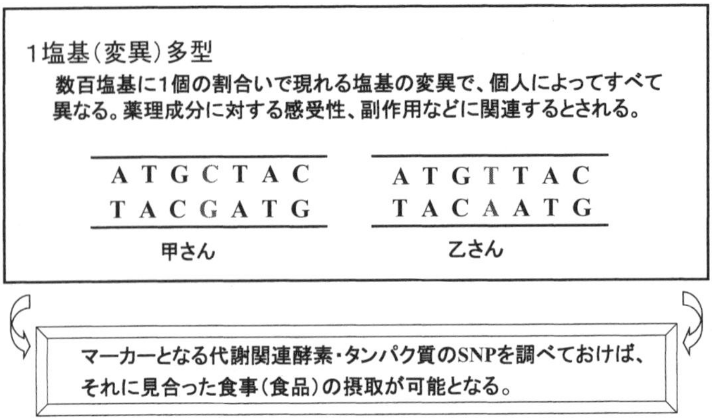

```
┌─────────────────────────────────────────────────┐
│ 1塩基(変異)多型                                 │
│   数百塩基に1個の割合で現れる塩基の変異で、個人によってすべて │
│   異なる。薬理成分に対する感受性、副作用などに関連するとされる。 │
│                                                 │
│      A T G C T A C        A T G T T A C         │
│      T A C G A T G        T A C A A T G         │
│         甲さん              乙さん               │
└─────────────────────────────────────────────────┘
                    ↕
┌─────────────────────────────────────────────────┐
│ マーカーとなる代謝関連酵素・タンパク質のSNPを調べておけば、   │
│ それに見合った食事(食品)の摂取が可能となる。                 │
└─────────────────────────────────────────────────┘
```

図6.6 遺伝子の一塩基多型とテーラーメード食品
SNP : Single Nucleotide Polymorphism

いわれる塩基の変異で，個人によってすべて異なり，それらのいくつかは薬理成分に対する感受性や副作用に関係することが明らかになっている（図6.6）．薬理成分に比べて生理活性の弱い食品成分では解析が難しいが，機能性の解明された食品（成分）について疾病予防の個人差が明らかになれば，それに基づく個人用の食品，食生活の指導が可能となる．

表6.7は，個人差があるとされる疾病リスクとの関わりの深い代謝関連酵素・タンパク質の一例である．体内におけるこれらの活性や発現量を調べることにより，タンパク質，脂質の分解・代謝や，血圧上昇，骨密度などの個人差が推定できることになる．

女子栄養大学では，栄養クリニックの受診者について，肥満，循環器疾患

表6.7 個人差が認められる代謝関連酵素・タンパク質

酵素・タンパク質の種類	生体内での代謝機能
メチレンテトラヒドロ葉酸還元酵素	葉酸の代謝・吸収
β-3アドレナリン受容体	脂肪の分解・代謝
アンジオテンシノーゲン	血圧上昇・調節
ビタミンD受容体	骨密度の調節
活性酸素ディスムターゼ	酸化反応の抑制

への関与が明らかとなっている SNP を決定するとともに遺伝形質と栄養指導,健康指標との相関について検討している.その結果,栄養クリニックの指導を実践している人は,遺伝子変異型保持者・非保持者間で BMI（Body mass index, 肥満状態を表す指数,（体重）^{2}/身長）や総コレステロール値に有意さはなく,たとえ,遺伝子の変異型を有していても栄養・運動の介入指導が有効であったという.また,日本人を含むアジア人の遺伝子解析と食生活,健康状態の相関解析を行い,レプチン受容体遺伝子[5]や PPARy2 遺伝子型[5]など,肥満に関連する遺伝子の保有頻度は日本人,パラオ人では非常に高いが欧米人では低いことを明らかにしている（図 6.7, 6.8）.このことから,日

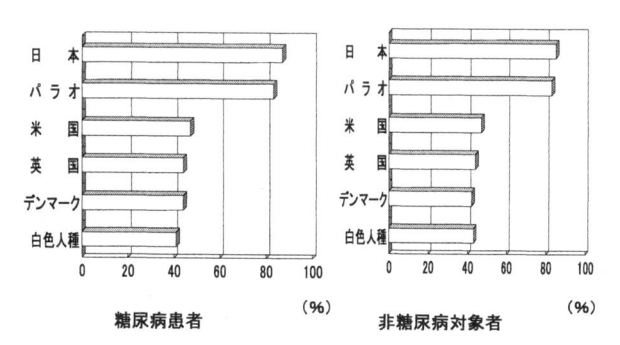

図 6.7　脂肪酸代謝に関する遺伝子の国際比較[11]
　　　　レプチン受容体遺伝子型の保有率

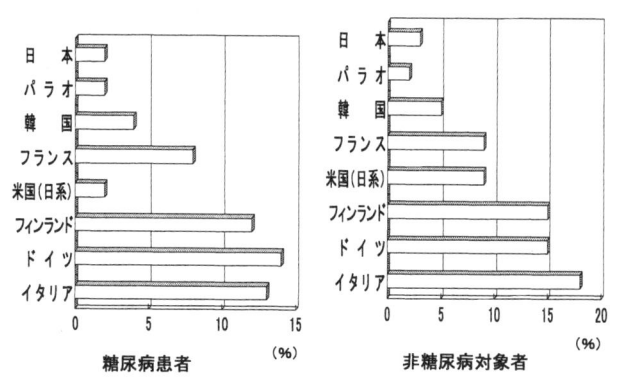

図 6.8　脂肪酸代謝に関する遺伝子の国際比較[5]
　　　　PPRAy2 遺伝子の保有率

本人やパラオ人は欧米人に比べて多少の栄養不足に陥っても耐えられる遺伝形質をもっており，逆に少しの栄養過多で肥満になりやすい体質であることも考えられている．

7. 人間の健康と機能性食品

今後，多くの食品成分について疾病予防，健康維持・増進との関連性が明らかになり，これとともに様々な食品が開発され，市場に出回るであろう．機能性食品があくまでも科学的研究と実証に裏打ちされたものである限り，従来のいわゆる健康食品にありがちな一種の胡散臭さを払拭して，新たなコ

```
┌─────────────────────────┐
│「エビデンスベースの機能性食品」│
│「テーラーメード食品と個別食構成」│
└─────────────────────────┘
            ⇓
┌─────────────────────────┐
│ 食による健康増進，疾病リスク低減 │
└─────────────────────────┘
```

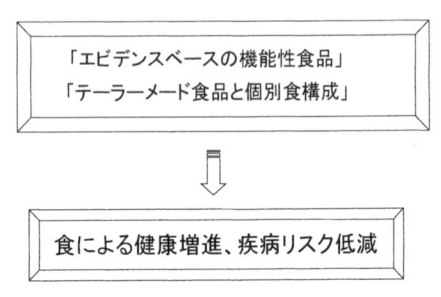

図 6.9　人間の健康と機能性食品

ンセプトを実現した食品としての市民権を得ることは間違いない．将来的には，機能性食品科学の進展とともに既存食品（伝統食品），新規食品を問わず，健康増進機能や生活習慣病を始めとする疾病予防機能が各々の食品で立証され，エビデンスを基礎とする新しい医食同源の時代が来るかも知れない（図 6.9）．

食品購入に際して現代人が求める価値観は，「健康」，「簡便」，「バリエーション」であるという．健康増進や体質改善のために，サプリメント（補助食品）をはじめとする何らかの健康志向食品を摂っている国民は50％に上るとする調査結果がある．その傾向は若い人ほど顕著なようである．健康に対する意識が高いことは好ましいが，日頃の不摂生に対するエクスキューズと，ダイエット・美容などが動機の主なものであるとすれば一概に喜べない面があろう．日常的にバランスの悪い偏った食生活の中で，ひたすら健康志向食品に頼り，同じ買うならダイエットという構図が浮かび上がる．β-カロテンの例でも明らかなように，いくら健康に良いといっても同じ成分（食品）ばかりを続けて多量に摂取すれば，予期せぬ不都合なことが起きる可能性も否定で

きない．大切なことはバランスの取れた食生活である．米国の「デザイナーフーズ」やわが国の「ガン予防効果が期待できる12の食品群」（前述）においても，提示された特定の野菜・果物を選んで食べるのではなく，食品群を参考に，毎日一品は異なった種類の野菜・果物をメニューに取り上げることを推奨している．

8．終わりに

最後に，「健康とは肉体的，精神的そして社会的に良好な状態であり，単に疾病または虚弱でないというだけではない」という世界保健機構（WHO）の憲章前文を今一度想起しておきたい．重要なことは，この前文は全ての人に与えられるべき権利であり，高齢者，傷病者，乳幼児など肉体的弱者への配慮を忘れてはならないということである．ある調査では，高齢者が食に求める大きな要素は楽しみとくつろぎであり，市販の食品に対する苦情は，包装容器の開けにくさ，表示の文字の読みにくさ，味付けの不適切さ（塩分，糖分が多い），量の多さなどに集中している[12]．一方，健康にいくら良くても不味いものは買いたくないとの回答も多く，健康増進・疾病リスク低減効果の前に考慮すべきことは実に多い．また，従来，嚥下・咀嚼困難者や要介護者の食品と食生活についてはほとんどが健康者の観点から考えられたものであった．最近の研究により，これらの人々がもつ食に対するニーズや咀嚼・嚥下

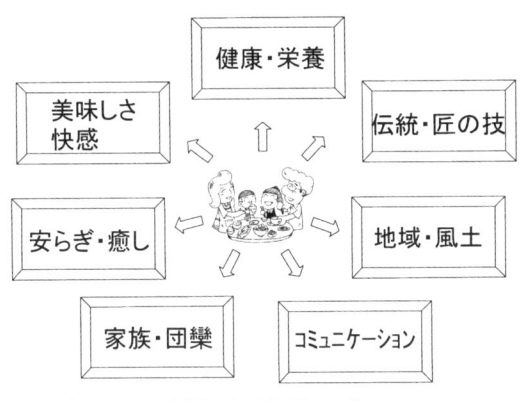

図 6.10　人間が食（食品）に求めるものは

の生理機構が，考えられていたものとはかなり異なることが明らかになりつつある．肉体的な健康に対してはメリットの多い食品であったとしても，精神的な健康を後退させるような食品は好ましいものではない．如何に健康増進機能，疾病予防機能に優れていても，食品としての魅力に欠けるようであれば，いずれは消え行く運命にあるだろう．食のもつ要素は一次機能，二次機能，三次機能だけではない．

図6.10に示すように，食は精神的な満足感，癒し機能，他とのコミュニケーション，風土や地域社会とのつながりなど，人が人であるための根元的な要素を含んでいるからである．食を創造し，食を楽しみ，食によって糧を得る人間性回復の社会，すなわち食基盤社会（Food based society）の構築が，まずは喧伝される知識基盤（Knowledge based society）の構築の前に不可欠と筆者は思うのである．

参考文献

1) 細谷憲政：食品と開発，Vol. 40 (No. 3), 4 (2005)
2) ランディ・デニン：食品と開発，Vol. 40 (No. 1), 4 (2005)
3) K.A. Steinmetz and J.D. Potter : J. Am. Diet. Assoc., 96, 1027 (1996)
4) 大澤俊彦：医学と薬学，55 (3), 311 (2006)
5) J.B. Hirsch and D. Evans : Food Technol., Vol. 59 (July), 24 (2005)
6) A. Berger, D.M. Mutch, B. German, and M.A. Roberts : Lipid Health Dis., Vol.1.1 (2002)
7) H. Zeng, C.D. Davis, and J.W. Finley : J. Nutri. Biochem., Vol. 14, 227 (2003)
8) N. Matsui, R. Ito, E. Nishimura, M. Yoshikawa, M. Kato, M. Kamei, H. Shibata, I. Matsumoto, K. Abe, and S. Hashizume : Nutrition, Vol. 121, 594 (2005)
9) J. Cao and R.J. Cousins : J. Nutr., Vol. 130, 2180 (2000)
10) K. Subbaramaiah, P. Bulie, Y. Lin, A.J. Dannenberg, and D.S. Pasco : J. Biomolec. Screen, Vol. 6101 (2001)
11) 日経バイオビジネス，8月号，81 (2001)
12) 拡大するシニア市場への食品戦略（財団法人食品産業センター刊），(2001)

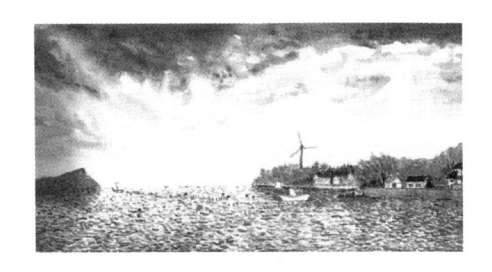

総合討論とアンケート

北里大学学長室　田中　悦子
北里大学学長室　古矢　鉄矢
北里大学教授　　陽　　捷行

総合討論

　シンポジウムの開催に当たり，北里大学の柴　忠義学長の挨拶があった．そこでは，21世紀に向けての統合知の必要性が語られた．これを受けて，まず「農・環境・医療の連携の必要性」と題した基調講演が行われた．

　その後，すでに農・工・医の連携の必要性や重要性を理念としてまとめあげ，さらにこれらを具体的に実践してきた千葉大学のこれまでの経過が，医学と農学を併合した形で「千葉大学環境健康フィールド科学センターの理念と実践」と題して報告された．続いて「医学から農医連携を考える」と題して，医学の立場から農医連携の必要性が説かれた．農学の立場からは「食農と環境を考える」と題して，食が環境を抜きにはあり得ないことが解説された．

　続いて，医学の立場から具体性を帯びた園芸療法の話が「東洋医学と園芸療法の融合」と題して行われた．また農学の立場からは，「人間の健康と機能性食品」と題した具体的な話が行われた．これらの内容については，それぞれの講演者がこの本に具体的に書き下ろしている．

これらの講演が終わった後，進士五十八氏と陽　捷行氏を座長におき総合討論が行われた．総合討論は30分という短い時間であった．にもかかわらず，積極的な意見が会場から数多く出た．いずれも農医連携の必要性を前提にした貴重なものであった．13人の発言者と6人の演者の間での濃密な討論を以下にまとめた．

　討論の内容は，教育，語源，政策，定義および連携課題に類別できた．教育に関しては，生産を踏まえた現場での実践とカリキュラム作成の必要性が求められた．語源では，農医か医農かの議論がなされた．これに関しては，医食同源や Agromedicine などの言葉があること，またこの国では輪廻の概念があることなどから，どちらでもよかろうなどの意見が出た．

　政策に関しては，WTOの問題や農の生産に及ぼす影響とが，農医連携の問題とどのように関わるかという質問が出た．これについては，残念ながら意見の交換や議論をする時間がなかった．

　続いて，たとえば機能性食品など言葉の定義の問題が出た．定義など技術的な言葉は，時間を掛けながら熟成されていくことが肝要であろうなどの意見があった．

　最も多かった意見は連携課題であった．意見交換された連携課題のキーワードは，生産工程，化学物質，電磁波，自然循環機能，予防医学，倫理，過敏症，有機農業，医食同源，癒し，機能性食品などであった．いずれも，現在の社会において多くの人々が関心をもっている農医連携に必要な課題ばかりであった．

　このように，様々な意見をいただいた．今後これらの意見を参照し，第2,3回の農医連携シンポジウムを開催する旨を約束し，シンポジウムは盛会のうちに幕を閉じた．

アンケート

次の4点に絞ってアンケートを実施した．
　質問1：本シンポジウムの開催を何で知りましたか．（複数回答可）
　　1. 本学からの案内

2. ポスター・チラシ
　　3. 北里大学ホームページ
　　4.「北里大学学長室通信」の記事
　　5. 教育学術新聞の記事
　　6. 学会からの案内
　　7. 知人からの紹介
質問2：本シンポジウムへ参加した目的は何ですか．（複数回答可）
　　1.「農医連携」に興味があったから
　　2. 講演プログラムに興味があったから
　　3. 演者に関心があったから
　　4. その他
質問3：講演内容はいかがでしたか．（回答一つ）
　　1. 満足のいくものだった
　　2. ほぼ満足のいくものだった
　　3. やや不満だった
　　4. とても不満だった
質問4：どのプログラムに興味を持たれましたか．（複数回答可）
　　1. 農・環境・医療の連携の必要性
　　2. 千葉大学環境健康フィールド科学センターの理念と実践
　　3. 医学から農医連携を考える
　　4. 食農と環境を考える
　　5. 東洋医学と園芸療法の融合
　　6. 人間の健康と機能性食品
　　7. 総合討論

　回答者71名のアンケートの集計結果は，全体的評価と問題点，考え方，今後の方向などに類別して，以下のようにまとめた．

1．全体的評価と問題点

　挨拶，講演内容，総合討論のいずれも理解しやすく内容のあるものであった．司会，運営，レジメが充実しており参加して概ね有意義であった，などの評価をいただいた．全体の説明があってわかりやすく，聴く人の想像力をかき立てる良い企画であったとのお褒めの言葉もあった．さらに，今後の開催を希望する意見が多かった．

　一方，専門外の人間にわかりにくい，資料が多すぎる，パワーポイントの資料がほしい，演者の考え方にばらつきがある，シンポジウムの方向性・基本的コンセプトが共有されていない，農の部分が弱い，農（陸）と医の連携では不十分でポッカリ穴があいているのに総合的と思っていたら大きな落とし穴に落ちる，環境に関する医の講師が足りない，などの問題点が指摘された．

2．農医連携の考え方

　時代は「連携」や「統合」にむかっている．そのために，技術の底辺を支える哲学・思想が重要である．また，専門分野の協力が不可欠である．新しい領域の連携が必要である．中でも，医学・農学・工学の対話が必要である．その時，農・医対工業という単純化は危険がある，などの意見を頂いた．

　農医連携を遂行するうえでの一般的な問題点が指摘された．医療分野の食や農に対する意識の低さがある．農と都市部や地域性の取り上げかたの検討が必要である．食育について各県で取り組む必要がある．食育と農業体験が不可欠である．食への医学分野からの必要性の勧誘がいる．農村部の農医連携に社会科学の連携が必要である．医療から農業の在り方を変革する具体的な支援が必要である．安藤昌益の哲学が重要である．感性のアップが必要である．都市住民と農業者の農と医療の融合が期待される．医療の従事者は増え，農の従事者が減るが，これをどうするか，などの意見を頂いた．

　また，北里大学あるいは教育・学問の観点から次の問題が指摘された．生命科学の総合大学として学部・部門の連携が必要である．北里大学内での議論が不足している．農医連携中核センターが北里大学に必要である．総合化

に向けた農・環境・医の意見交換の場と実践教育が必要である．医・農共同学会の設立を望む．研究費がつくことが必要である．一人の人による農・環境・医療の概論・総論が必要である．農と医の学生交流の場が必要である．大学を目指す高校生にわかりやすい啓蒙が必要である．

　以上のような意見を総合した意見として，次のものがあった．農医連携の教育・研究を積極的に発展された．社会全体がこの方向に動くための仕掛けや方法論が必要である．農医連携が社会全体を変える力になれ．農を守ることの重要性が強調される．そして，環境や農が予防医学の役を果たす時代が来ることを願う，などであった．

3．今後の方向

　農医連携シンポジウムに関する今後の方向として最も多かった意見は，具体的な問題を早急に取り上げることであった．すでに総合討論の中で提案されていたので，希望する問題の提示は少なかったが，園芸療法，医食同源の実証研究テーマ，食育では米の研究，食の安全性，環境のバロメーターとしての昆虫，などが要望された．

　最後に，社会に芽をだすため少なくとも10年がんばれという意見と，現場では求められていたものの，学問として成立させ，技術として社会に活用するシステムがいる，という意見には考えさせられるものがあった．

　以上の総合討論とアンケート結果から，今後農医連携を進めていくうえで，様々な農医連携に関わる事象は，原論，教育，研究，普及，政策の面から思考することが必要であることを確認できた．また，今後とも農医連携に関するシンポジウムの開催が必要で，上述の思考のもとに様々な課題が数多くあることも確認できた．

　最後にこの場をかりて，総合討論に熱心に参加され，アンケートを快くお引き受けいただいた参加者の方々にお礼申し上げる．また，参加者のご希望に即して第2回シンポジウムを開催するため，鋭意努力することをここにお約束申し上げる．

著者略歴

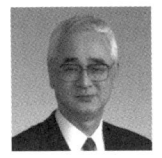

古在豊樹（こざい　とよき）：1943年生まれ．
72年東京大学大学院農学系研究科博士課程修了（農学博士）．73年大阪府立大学助手（農学部）．77年千葉大学助教授（園芸学部）．90年千葉大学教授（園芸学部）（05年3月まで）．99年千葉大学園芸学部長．03年千葉大学環境健康フィールド科学センター長．05年国立大学法人千葉大学長．日本農業気象学会賞，日本植物工場学会賞，日本生物環境調節学会賞，日本農学賞，読売農学賞，紫綬褒章．「Kozai, T., F. Afreen, S.M.A. Zobayed (eds.) (2005). Photoautotrophic (sugar-free medium) micropropagation as a new micropropagation and transplant production system, Springer.」，最新の苗生産実用技術，古在豊樹他3人，農業電化協会，植物組織培養の新段階．培養器環境から地球環境へ，古在豊樹，(1998)（農文協），閉鎖型苗生産システムの開発と利用，古在豊樹，(1999)，（養賢堂）など．

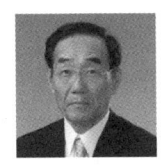

相澤好治（あいざわ　よしはる）：1946年生まれ．
75年慶應義塾大学大学院医学研究科修了（内科学），（医学博士），75～78年ブラウン大学医学部留学（臨床腫瘍学，臨床免疫学），78年慶應義塾大学医学部助手，80年北里大学医学部講師（衛生学公衆衛生学），83年同助教授，94年同教授，06年同医学部長．日本学術会議連携会員，日本産業衛生学会副理事長，日本臨床環境医学会理事長，日本公衆衛生学会理事，日本ストレス学会理事，日本産業ストレス学会理事，日本職業・災害医学会編集委員・第54回学術大会長．厚生労働大臣功績賞，産業医活動マニュアル（医学書院），室内空気質と健康影響（ぎょうせい）医療機関での産業保健の手引き（篠原出版新社）など．

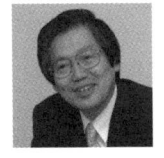

進士五十八（しんじ　いそや）：1944年生まれ．
69年東京農業大学農学部卒業，69年東京農業大学助手，86年農学博士取得，87年～現在東京農業大学教授，93年同大総合研究所長，95年同大農学部長，98年同大地域環境科学部長，99年～05年同大学長．(社)日本造園学会長，(社)日本都市計画学会長，東南アジア国際農学会長を歴任し，現在日本学術会議会員，日本野外教育学会長，実践総合農学会副会長など．日本農学賞・読売農学賞，国立公園協会田村賞，日本造園学会賞，Golden Fortune賞，土木学会景観デザイン賞．日本の庭園（中央公論社中公新書），緑のまちづくり学，「農」の時代，風景デザイン，アメニティ・デザイン（学芸出版社）など．

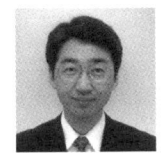

喜多敏明（きた　としあき）：1960年生まれ．
85年富山医科薬科大学医学部卒業，85年富山医科薬科大学附属病院和漢診療部研修医，93年医学博士取得，96年富山医科薬科大学附属病院和漢診療部助手，99年富山医科薬科大学和漢薬研究所漢方診断学部門客員助教授，03年千葉大学環境健康フィールド科学センター助教授，04年千葉大学柏の葉診療所所長（兼任）．日本東洋医学会理事，和漢医薬学会評議員，日本心身医学会，日本未病システム学会，日本パーソナリティ心理学会員，日本東洋医学会北陸支部奨励賞．第30回「漢方研究」イスクラ奨励賞．やさしい漢方理論（医歯薬出版），入門漢方医学（南江堂），EBM漢方（医歯薬出版）など．

著者略歴

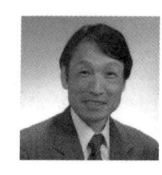

春見 隆文（かすみ　たかふみ）：1947年生まれ．
69年岐阜大学農学部農芸化学科卒業，69年農林省園芸試験場（現野菜・茶業試験所），71年農省食糧研究所（現食品総合研究所），82年農学博士（名古屋大学），82〜83年米国アルバートアインシュタイン医科大学交流研究員，97年食品総合研究所食品工学部長，01年（独）食品総合研究所理事長，05年日本大学生物資源科学部教授．つくば奨励賞，科学技術庁長官賞研究功績者賞，日本応用糖質科学会技術開発賞．科学大辞典（丸善），食品大百科事典（朝倉書店），澱粉科学実験法（朝倉書店）（編集・分担執筆）など．

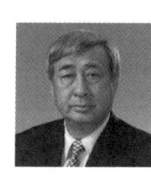

柴　忠義（しば　ただよし）：1943年生まれ．
66年北里大学衛生学部卒業，66年慶應義塾大学医学部助手，71年三菱化学生命科学研究所主任研究員，75年医学博士取得，86年北里大学衛生学部教授，03年北里学園理事長・北里大学長．

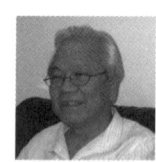

陽　捷行（みなみ　かつゆき）：1943年生まれ．
71年東北大学大学院農学研究科博士課程修了（農学博士）．71年農林省入省．77〜78年アイオワ州立大学客員教授．00年農林水産省農業環境技術研究所長．01年（独）農業環境技術研究所理事長．05年北里大学教授．06年副学長．日本土壌肥料学会賞，環境庁長官賞・優秀賞，日本地球環境賞特別賞，日本農学賞・読売農学賞，Yuan Tee Lee 国際賞．日本学術会議連携会員．土壌圏と大気圏（朝倉書店），地球環境変動と農林業（朝倉書店），環境保全と農林業（朝倉書店），CH_4 and N_2O（Yokendo）など．

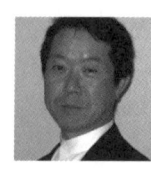

古矢 鉄矢（ふるや　てつや）：1950年生まれ．
74年早稲田大学商学部卒．74年学校法人北里学園入職，04年北里大学学長室長，挿絵

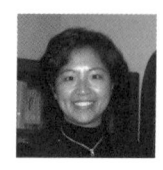

田中 悦子（たなか　えつこ）：1970年生まれ．
94年早稲田大学人間科学部卒．94年学校法人北里学園入職，04年北里大学学長室主任

JCLS	〈㈱日本著作出版権管理システム委託出版物〉

2006 北里大学農医連携 学術叢書第1号 現代社会における 食・環境・健康		2006年 9月25日　第1版発行	
検印省略	著作代表者	陽　　　捷　行 (みなみ　かつゆき)	
©著作権所有	発　行　者	株式会社　養　賢　堂 代　表　者　及　川　　清	
定価 3150円 (本体 3000円) (税 5%)	印　刷　者	株式会社　丸井工文社 責　任　者　今井晋太郎	
発　行　所	〒113-0033 東京都文京区本郷5丁目30番15号 株式会社 養賢堂　TEL 東京(03)3814-0911　振替00120 FAX 東京(03)3812-2615　7-25700 URL http://www.yokendo.com/		
	ISBN4-8425-0388-2　C3061		

PRINTED IN JAPAN　　　　製本所　株式会社丸井工文社

本書の無断複写は、著作権法上での例外を除き、禁じられています。
本書は、㈱日本著作出版権管理システム(JCLS)への委託出版物です。
本書を複写される場合は、そのつど㈱日本著作出版権管理システム
(電話03-3817-5670、FAX 03-3815-8199)の許諾を得てください。